AF283501

ÉTICA Y SALUD PÚBLICA

Propuestas para su integración institucional

ÉTICA Y SALUD PÚBLICA

Propuestas para su integración institucional

Maite Cruz, Joaquín Hortal y Àngel Puyol
(coords.)

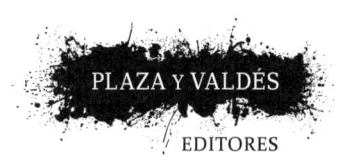

PLAZA Y VALDÉS

EDITORES

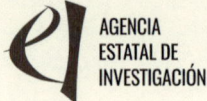
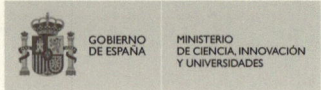
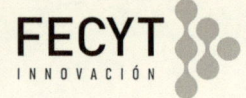

Este texto forma parte de los resultados de investigación de la red ESPACyOS. Ética de la Salud Pública, financiada por la Agencia Estatal de Investigación (RED2022-134551-T) y con la colaboración de FECYT-Ministerio de Ciencia, Innovación y Universidades (FCT-24-19978) y POyETICAS (PID2023-148517NB-100).

Primera edición, 2025

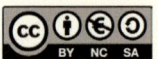

Plaza y Valdés, S. L.
Paseo del Rey, 4
28008 Madrid (España)
☎ (34) 918126315
madrid@plazayvaldes.es
www.plazayvaldes.es

Ilustración de portada: Ainhoa Rodz (@ainhoarodz_ilustra)
Composición de cubierta: María Rosa Encinas

ISBN: 979-13-87880-05-7
e-ISBN: 979-13-87880-06-4
D. L.: GR 1248-2025
IBIC: MBDC, MBN

Imprenta: Podiprint
Impreso en España - *Printed in Spain*

Papel 100 % procedente de bosques gestionados de acuerdo con criterios de sostenibilidad.

AUTORAS Y AUTORES

Aníbal Astobiza
Txetxu Ausín
Maite Cruz Piqueras
Janet Delgado Rodríguez
Luis Espericueta
Luciano Espinosa
Oriol Farrés Juste
Lydia Feito Grande
Javier Gil Martín
María José Guerra Palmero
Ildefonso Hernández
Joaquín Hortal Carmona
Belén Liedo Fernández

María Teresa López de la Vieja
María Victoria Martínez López
Cristian Moyano Fernández
Ramón Ortega Lozano
Àngel Puyol
Ivar Rodríguez Hannikainen
David Rodríguez-Arias Vailhen
Isabel Roldán Gómez
Jon Rueda Etxebarria
María Isabel Tamayo Velázquez
Rosana Triviño Caballero
Mar Vallès Poch

Agradecimientos

Las autoras y los autores quieren agradecer a los participantes en la jornada Ética y Salud Pública, organizada por la red ESPACyOS el 25 de abril de 2025 en Madrid, los comentarios recibidos a una primera versión del presente documento. Esas personas son las siguientes, por orden alfabético: Pilar Aparicio, Lucía Artazcoz, María José Belza, Carme Borrell, Andrea Burón, Marta Carmona, David Casacuberta, Valle Coronado, Julia Díez, Mario Fontán, Daniel García Abiétar, Javier García León, Fernando García López, Luis Gimeno, Noa Laguna, Vicky López, Sebastià March, María Cristina Martín, Ester Massó, Ricard Meneu, Marc Olivella, Miguel Ángel Royo, Ainhoa Ruiz, Leonor Ruiz Sicilia, Andreu Segura, José Antonio Seoane, Pilar Serrano, Luis Sordo y Xisca Sureda.

Índice

1. Presentación

La salud pública aúna la ciencia y el arte de prevenir enfermedades, prolongar la vida y promover la salud (Nuffield Council of Bioethics, 2007). Con tal fin, tiene como misión ocuparse de garantizar las condiciones necesarias para que las personas puedan estar sanas (Institute of Medicine, 1988). Por ello, la Ley 33/2011, de 4 de octubre, General de Salud Pública, considera, ya en su «Preámbulo», que la salud pública debe estar presente «en todas las políticas»[1], recogiéndose las prestaciones de salud pública concretas en la Ley 16/2003, de 28 de mayo, de Cohesión y Calidad del Sistema Nacional de Salud. Así, la salud pública exige una responsabilidad social sobre toda la comunidad que va más allá de las políticas estrictamente asistenciales y que tiene entre sus objetivos primordiales la lucha contra las inequidades en salud, es decir, aquellas desigualdades en salud que son innecesarias, evitables e injustas (Whitehead, 1992).

En este sentido, los problemas éticos que surgen en el contexto de la salud pública atañen a valores y perspectivas sobre el modelo de sociedad y a los objetivos de desarrollo que se quieren defender. Y por esta razón, no pueden resolverse únicamente con conocimientos técnicos o con la mera observancia de la norma.

---

[1] https://www.boe.es/buscar/act.php?id=BOE-A-2011-15623.

En el período de la reciente pandemia por COVID-19, por ejemplo, hemos visto cómo la decisión sobre distribución de recursos cuando son limitados requiere considerar los principios de justicia y equidad; también, cómo las políticas coercitivas de salud pública provocan tensión entre el bien común y los derechos y las libertades individuales. Al mismo tiempo, hemos sido conscientes de que criterios fáciles de enunciar como la equidad y la salud para todas las personas exigen análisis complejos sobre las ideas de justicia, de libertad y de bien común, así como su concreción en criterios adaptados a la realidad social.

Tal y como enfatiza la OMS en su documento de 2017, *Pautas de la OMS sobre la ética en la vigilancia de la salud pública*[2], las actuaciones en materia de vigilancia deben perseguir la solidaridad de sus miembros para alcanzar el bien común, la transparencia y rendición de cuentas de sus organismos, el equilibrio entre los derechos individuales y los intereses colectivos, además de propiciar la participación y la confianza ciudadana. Las medidas que se pongan en marcha en salud pública tienen el deber de causar la menor injerencia y daño posible en la población y de proteger, hasta donde sea posible, la privacidad y los derechos civiles que a menudo se ven afectados por medidas poblacionales como, por ejemplo, cuarentenas, aislamientos, confinamientos, etc. Se trata de buscar un equilibrio, casi siempre frágil y complejo, entre la obligación de proteger a las personas, sobre todo a la población más vulnerable, y, al mismo tiempo, exigir a la ciudadanía sacrificios en nombre del bien común.

El origen del presente documento, elaborado por el grupo ESPACyOS (Ética Salubrista para la Acción, Cuidados y Obser-

---

[2]   https://iris.paho.org/handle/10665.2/34499.

vación Social)[3], responde a un objetivo primordial: sensibilizar y justificar la importancia de la ética de la salud pública y orientar sobre cómo introducir esta perspectiva en el diseño de futuras políticas públicas. En España, apenas existe la tradición de incluir y analizar de forma específica o pormenorizada cuestiones éticas que afectan a la salud pública. Tampoco se cuenta con comités de ética específicos. Por ello, este documento pretende aportar reflexiones y recomendaciones en materia de nuevos retos éticos, constitución de comités de ética de salud pública y formación e investigación en ética de la salud pública.

ESPACyOS es una red de reflexión e investigación financiada por la Agencia Estatal de Investigación (AEI) como una red temática (RED2022-134551-T) que reúne a grupos de investigación que tienen en común el análisis teórico y práctico de la ética aplicada a la salud, con especial dedicación a la salud pública. Los miembros de la red participan en publicaciones[4], proyectos

---

[3] Sitio web del grupo ESPACyOS: https://espacyoscom.weebly.com.

[4] Al margen de las publicaciones individuales de los miembros de la red, cabe destacar publicaciones conjuntas como las siguientes: a) diversas colaboraciones especiales sobre ética de la pandemia por COVID-19 en la *Revista Española de Salud Pública*, cuyos datos de referencia son estos: Liedo, B., Massó Guijarro, E., Triviño Caballero, R. y López Franco, M. A. «Ética, (pos)pandemia y deber de anticipación», e202112199, *Rev Esp Salud Pública*, 9 de diciembre de 2021 [citado el 2 de enero de 2025], 95:2 páginas; Disponible en: https://ojs.sanidad.gob.es/index.php/resp/article/view/376. b) Un número monográfico de la *Revista Enrahonar (International Journal of Theoretical and Practical Reason)*, vol. 65, 2020, titulado «Ética y salud en tiempos de pandemia. Reflexiones sobre cuidados y justicia social», editado por Ester Massó, cuya introducción, de la misma autora, lleva por título «Cuidado y justicia en tiempos de coronavirus. Cuando la empatía no basta». Disponible en: https://revistes.uab.cat/enrahonar/issue/view/v65; c) El libro compilado por Ramón Ortega y Àngel Puyol (eds.), *Con la salud pública no*

y actividades[5] sobre distintas dimensiones de la ética de la salud pública. Entre sus temas de análisis destacan los aspectos éticos sobre la gestión de desastres y catástrofes que afectan a la salud colectiva[6]; las cuestiones éticas relacionadas con el triaje, el racionamiento y la priorización de recursos escasos (vacunas, ventiladores mecánicos, camas de UCI, etc.), que incluyen la discusión sobre el uso de criterios controvertidos como el valor social o la edad (Cruz-Piqueras *et al.*, 2020; Gil-Martín, 2020; Hortal-Carmona *et al.*, 2021; Rueda, 2020, 2021); la aplicación de la inteligencia artificial a la salud pública (Delgado *et al.*, 2022; De Manuel *et al.*, 2023)[7]; las cuestiones éticas sobre las políticas de salud pública relacionadas con el final de la vida[8]; los conflictos éticos vinculados a los derechos sexuales y reproductivos y a la crianza (Roldán Gómez, 2017; Massó Guijarro, 2022; Massó Guijarro y Triviño Caballero, 2022); las responsa-

---

se juega, Plaza y Valdés, Madrid, 2025 (https://www.plazayvaldes.es/libro/con-la-salud-publica-no-se-juega).

    5   Cabe destacar, en los últimos ocho años, la organización de hasta cuatro congresos internacionales sobre filosofía de la salud pública (https://webs.uab.cat/gehuct/es/noticies-i-esdeveniments/) y la coorganización del I Congreso Ibero-Latinoamericano de Ética y Salud Pública (https://www.cyted.org/conteudo.php?idevento=5665&id_rede=520).

    6   Cabe reseñar aquí los proyectos sobre «Ética de los desastres» y «Ética del *rewilding* en el Antropoceno», financiados por la Fundación BBVA entre 2021 y 2023 y liderados por Javier Gil y Cristian Moyano respectivamente, ambos miembros de ESPACyOS.

    7   Hay que destacar aquí el proyecto «Detección y eliminación de sesgos en algoritmos de triaje y localización para la COVID-19», liderado por Àngel Puyol, miembro de ESPACyOS, y financiado por la Fundación BBVA entre 2020 y 2022 (https://airesearch-sesgos-covid19.com).

    8   Destacan aquí los proyectos liderados por miembros de ESPACyOS, como INEDYTO, Narrativas y CONFINES.

bilidades éticas y políticas derivadas de las labores de cuidado (Ausín y Triviño, 2022; Liedo, 2022); y la necesidad de vincular la ética y la política en la salud pública[9]. Esta red también realiza labores de divulgación y transferencia social a través de los medios de comunicación sobre la necesidad de introducir la ética en las políticas de salud pública[10]. Por último, existe una estrecha colaboración con las entidades integrantes de la Red Iberoamericana de Salud Pública[11], financiada por el Programa Iberoamericano de Ciencia y Tecnología para el Desarrollo (CYTED, ref. 623RT0148), y de la que ESPACyOS es miembro fundador. Este marco internacional permite el intercambio de información y de experiencias más allá de nuestro país, así como la realización de actividades conjuntas.

---

[9] Este es el objetivo del proyecto (2024-2028) financiado por la AEI, con referencia PID2023-148517NB-100 y liderado por Àngel Puyol y Daniel Gamper.

[10] Disponibles en https://espacyoscom.weebly.com/divulgacioacuten.

[11] El antiguo y el actual coordinador de la Red Iberoamericana de Ética de la Salud Pública son miembros de ESPACyOS, David Rodríguez-Arias y Ramón Ortega respectivamente (https://www.cyted.org/LIBERESP).

2. ÉTICA DE LA SALUD PÚBLICA Y GOBERNANZA

2.1. LA ÉTICA DE LA SALUD PÚBLICA COMO INNOVACIÓN INSTITUCIONAL

Aunque la ética de la salud pública no es desconocida, sobre todo en la literatura académica y científica (Nuffield Council of Bioethics, 2007; Dawson y Verweij, 2007; Mastroianni *et al.*, 2019, Fundació Víctor Grífols i Lucas, 2012; Puyol, 2014, 2017), las instituciones públicas del territorio español aún no la han incorporado plenamente en sus organigramas y estructuras de decisión. En este sentido, el fortalecimiento de la ética de la salud pública en las instituciones representaría una innovación y una mejora.

La ética de la salud pública es una disciplina derivada de los estudios de la bioética, área de conocimiento ya implantada en las administraciones sanitarias. A su vez, la bioética hunde parte de sus raíces en el contexto de la salud pública, como atestigua el conocido experimento de Tuskegee (Walker y Klein, 2003), entre otros. Sin embargo, la bioética se ha fortalecido fundamentalmente en dos ámbitos diferentes al de la salud pública: el de la ética de la investigación médica y el de la ética clínica. Así, existen por ley comités de ética de la investigación (CEI), comités de ética asistencial (CEA), comités de bioética autonómicos y un comité estatal de bioética (el Comité de Bioética de España), pero no existen comités de ética específicos para los asuntos de salud pública. La ética de la salud pública se distingue de la ética clínica por su alcance poblacional —epidemiológico— y no solo clínico o asistencial; por su foco en las políticas públicas; por su carácter anticipatorio (promoción de la salud, prevención de enfermedades); por abarcar aspectos no sanitarios de la salud y por su énfasis en los principios y valores propios de la salud pública, como son la equidad y los determinantes sociales de la salud, la eficiencia, la transparencia, la confianza, la gobernanza y la solidaridad.

Por otra parte, el Comité de Bioética de España, por poner el ejemplo institucional más próximo, no tiene entre sus competencias habituales el asesoramiento específico sobre ética de la salud pública, aunque en algunas ocasiones haya abordado esta cuestión, como sucedió durante la crisis provocada por la COVID-19. Algunas de las medidas de salud pública tomadas durante la pandemia, como los confinamientos, las cuarentenas, el uso obligatorio de las mascarillas, los criterios de vacunación y de acceso a recursos sanitarios limitados, los pasaportes inmunológicos o los cierres forzados de comercios y otras actividades económicas, han supuesto auténticos desafíos éticos y políticos para las administraciones públicas en el equilibrio entre derechos individuales e intereses colectivos y en la búsqueda de la equidad para no perjudicar aún más a los colectivos vulnerables o agravar o generar nuevas desigualdades. Esa experiencia ha puesto de relieve la necesidad de incorporar la ética en las cuestiones de salud pública para ser eficaces, equitativos y lograr la comprensión y la confianza de la ciudadanía. En definitiva, hay acciones y políticas de salud pública que pueden crear situaciones éticamente controvertidas. Por tanto, la incorporación de la ética a la salud pública no es un aspecto complementario de una buena política, sino que resulta determinante para la gobernanza y el éxito de dicha política.

2.2. ÉTICA Y BUEN GOBIERNO DE LA SALUD PÚBLICA

El funcionamiento de las instituciones públicas y, en particular, de aquellas relacionadas con la salud, es un asunto nuclear de la salud pública, pues las decisiones o inacciones en políticas de salud, en la planificación u orientación de los servicios de salud o sobre formación o investigación, tienen efectos en la salud de la población que, en ocasiones, son de una magnitud elevada.

La formulación de políticas públicas de salud tiene unas responsabilidades éticas obvias. El propio hecho de que se establezcan o no prioridades en las políticas de salud ha sido examinado desde la perspectiva ética (Segura Benedicto, 2018). Cuando se trabaja en la elaboración de prioridades, las cuestiones éticas son permanentes e incluso la incorporación de códigos éticos se considera una prioridad (Hernández-Aguado, 2016; Peiró *et al.*, 2023).

Más allá de las prioridades, la toma de decisiones en salud pública se enfrenta a influencias e intereses provenientes de los diversos actores que están afectados por esas políticas y que tienen capacidad para alejar las decisiones adoptadas respecto de las necesidades de la población. La reciente serie de la revista *The Lancet* sobre los determinantes comerciales de la salud ilustra, por ejemplo, los retos que las estrategias de las grandes corporaciones industriales plantean a la salud global (*The Lancet*, 2023). El estudio de las influencias indebidas en las políticas de salud y de las acciones de los *lobbies* a gran escala apuntan a la necesidad de reivindicar una ética de salud pública fuerte (Hernández-Aguado y Lumbreras, 2016), asentada institucionalmente, que actúe a modo de contrapeso, pues estas cuestiones de gobernanza permean prácticamente todo el entramado del que surgen las decisiones que afectan a la salud poblacional. Por ejemplo, la ausencia de una perspectiva de ética de salud pública puede explicar la insistente frecuencia de colaboraciones público-privadas en acciones de salud pública que son contraproducentes (Hernández-Aguado y Chilet Rosell, 2018; Hernández-Aguado y Villalbí, 2018) y que podrían evitarse si hubiese un mayor escrutinio desde una perspectiva de ética de salud pública integral.

Un aspecto que requiere especial atención en ética de la salud pública es la decisión de no hacer, es decir, la inacción en salud pública. Mientras muchas decisiones en salud pública se examinan con detalle por su potencial repercusión en las libertades públicas, se ha indagado muy poco en la ética de la inacción en salud pública. Hay decisiones políticas de bajo coste y alto beneficio público, las acciones sobre el tabaquismo son un ejemplo de ello, que sin embargo no se desarrollan con la intensidad necesaria. El análisis ético de la ausencia u omisión de decisiones es imprescindible, ya que muchas inacciones conculcan el derecho a la protección de la salud pública.

Concierne también a la ética el abordaje de las inacciones en la aplicación de las leyes, algo frecuente en algunos contextos. En España, por ejemplo, se han dejado de desarrollar varias leyes importantes para la salud de la población. Entre ellas, la ley general de salud pública, la de nutrición o la relativa a los juegos de azar. La falta de desarrollo reglamentario ha permitido, por ejemplo, que las personas menores de edad hayan estado expuestos a alimentos insalubres y a publicidad agresiva de juegos de azar.

Otros asuntos como la formación del personal sanitario y la investigación en salud (Brody, 2009), la influencia de los actores comerciales en las guías clínicas de las sociedades científicas, la veracidad de la información transmitida a la población y el papel de los medios de comunicación (Hernández-Aguado y Villalbí, 2018) deben ser tratados por una ética de la salud pública que esté institucionalizada, integrada en organismos independientes y códigos de ética y que actúe como una brújula para orientar las políticas de salud pública y la información sobre la salud (Abiétar *et al.*, 2022). Esta es una necesidad más acuciante tras la pandemia de COVID-19 (González López-Valcárcel y Hernández-Aguado, 2024). No hay duda, pues, de que la gobernanza de la salud pública debe ser tratada también desde una perspectiva ética.

3. RETOS PERSISTENTES Y EMERGENTES DE LA ÉTICA DE LA SALUD PÚBLICA

3.1. RETOS PERSISTENTES DE LA ÉTICA DE LA SALUD PÚBLICA

Existe una amplia literatura científica sobre los contenidos éticos que debe afrontar la gestión de la salud pública (ver tabla 1), relacionados, por ejemplo, con la legitimidad de las medidas coercitivas de la libertad personal en nombre de la salud de la comunidad, la responsabilidad moral de los individuos sobre la salud propia y la de los demás, el alcance del deber de protección de la salud de todas las personas por parte de las autoridades, el nivel de riesgo para la salud colectiva que socialmente consideramos como aceptable, la eliminación (o al menos la reducción significativa) de las desigualdades injustas en salud, el acceso equitativo a los recursos sanitarios en contextos de escasez, la priorización en emergencias y desastres o la explotación de personas y poblaciones en situación de vulnerabilidad en beneficio de la salud de la comunidad[12]. Puesto que se trata de cuestiones ampliamente estudiadas y conocidas, aquí se recogen algunas de ellas de manera sintética.

_____

[12] Para una visión global de los temas de la ética de la salud pública, confróntese, por ejemplo, Mastroianni *et al.* (2019), así como el catálogo histórico de artículos en revistas relevantes en la materia, como *Public Health Ethics.*

Tabla 1. Temas persistentes de la ética de la salud pública		
Eje o principios	Conflicto	Ejemplo
Deber de asistencia	Atención incompleta	El miedo del colectivo de profesionales de la salud al contagio en contexto de epidemias.
Justicia	Racionamiento	La escasez de mascarillas, test, recursos UCI, etc., durante la pandemia de COVID-19.
	Justicia global	La distribución desigual de los antirretrovirales para el VIH entre países.
	Discriminaciones	Capacitismo, edadismo, racismo, sexismo.
Autonomía y comunidad	Restricción de libertades	Cuarentenas, confinamientos, obligación en el uso de mascarillas, vacunación obligatoria.
	Estigmatización	Campañas contra el tabaco o la obesidad.
	Confidencialidad	Rastreos de contactos de enfermedades infecciosas (ébola, COVID-19, ITS, viruela del mono, etc.).
	Privacidad	Cribados de enfermedades infecciosas, vigilancia epidemiológica, uso secundario de datos en investigación.
Utilidad	Evidencia	Autorización de comercialización de medicamentos sin evidencia, homeopatía.
	Investigación	Desarrollo de la vacuna contra la COVID-19 y de los antirretrovirales, investigación en poblaciones vulnerables.
	Educación para la salud	Recomendaciones de distancia social, cambios de hábitos, etc.
Modificación de Cruz Piqueras (Cruz-Piqueras y Hortal Carmona, 2022)		

Junto a estos temas ya clásicos se han incorporado otros no menos relevantes, como la gestión ética de los desastres, que afectan gravemente a la salud de la población, la gestión ética de la comunicación en salud pública (sobre todo ante la proliferación de las noticias falsas o *fake news,* de las que no se escapa la salud pública), el uso ético de la inteligencia artificial y las TIC en salud pública o la inclusión de la ciudadanía en todas las fases del diseño, la legitimación, la ejecución y la evaluación de las políticas de salud pública.

3.2. Retos emergentes para la ética de la salud pública

a) Gestión ética de los desastres

Los desastres sanitarios son eventos singulares, pero relativamente habituales, que generan un considerable impacto negativo en la salud pública. En el marco nacional, la pandemia de COVID-19 y la dana de la costa levantina de otoño de 2024 han sido ejemplos recientes de crisis de salud en la comunidad que han dejado una gran impronta colectiva. La sensibilidad pública sobre la gestión de desastres sanitarios va consecuentemente en aumento y la falta de prevención exitosa, la ausencia de guías de actuación claras para situaciones de desastres y la dificultad para intervenir de forma proporcional generan desconfianza respecto a las instituciones responsables de la salud pública. Puede que la importancia de este compromiso se incremente, en consonancia con el aumento de fenómenos meteorológicos extremos ligados a la emergencia climática. Es importante recordar que los desastres mal llamados «naturales» a menudo no son meros infortunios (males inevitables), sino que pueden comportar injusticias (males evitables) según la respuesta humana que se les dé (Shklar, 1990), y suelen concentrar los perjuicios en las personas empobrecidas.

Por ejemplo, acumular antivirales ante una posible pandemia vírica puede verse como una preparación juiciosa, o bien como un dispendio exagerado, puesto que inmoviliza unos recursos que pueden destinarse a otros ámbitos sanitarios, su mantenimiento puede implicar más gasto, existe el riesgo de alcanzar su fecha de caducidad y su uso está limitado a situaciones improbables. Las sociedades contemporáneas tienen recursos y capacidades para anticiparse y sobreponerse a desastres climatológicos o desastres sanitarios típicos, como las epidemias, o emergentes para la salud comunitaria futura, como la resistencia antibiótica (Rueda, 2022). El deber de preparación puede generar conflictos éticos por cuanto supone inmovilizar recursos durante un tiempo indeterminado y quizá en previsión de algo que jamás suceda. También es importante realizar un análisis del coste de oportunidad y de los posibles efectos adversos no previstos. Por ejemplo, en el caso de la COVID-19, los esfuerzos se centraron en la disminución de la incidencia y la mortalidad por la COVID-19 sin prever o analizar con rigor los efectos colaterales de las decisiones en otros ámbitos como la economía, la salud mental, la soledad, etc. Además, en un entramado institucional complejo como el español, estar preparado exige como requerimiento previo la coordinación entre las distintas agencias y la delimitación nítida de competencias antes y después de que el desastre haya sucedido.

En una sociedad democrática y pluralista, los valores que se ponen en juego en las respuestas a situaciones de desastre deben ser explicitados, justificados, debatidos en foros públicos deliberativos y comunicados adecuadamente al conjunto de la ciudadanía. Así, hay al menos dos vertientes en las que la ética juega aquí un papel fundamental. Por una parte, es recomendable adoptar una mayor transparencia sobre los principios éticos y valores que guían cada política sanitaria. Esto podría aumentar la confianza ciudadana en los protocolos de actuación en casos de desastres y emergencias de salud pública. Por otra parte, es preciso implementar mecanismos previos de deliberación eficientes y democráticos para maximizar esta transparencia a la vez que fomentar la participación ciudadana en la gestión de los futuros desastres que afecten a grandes sectores de la sociedad o a toda ella.

La pandemia de gripe A (N1H1) de 2009 supuso en España una inversión en recursos (vacunas, reserva de espacios, formación de personal, materiales de protección) que, una vez pasado el brote, fue juzgada como innecesaria o exagerada al presentar este una morbimortalidad similar a la de la gripe estacional, especialmente considerando que la situación económica del país pasaba por los apuros de una gran crisis económica (Garrido-Peña *et al.*, 2020). Algo similar se vivió tras las primeras noticias de la COVID-19 en China en enero de 2020: la opinión pública y experta se dividió entre el «sologripismo», que consideraba exagerada cualquier intervención, y el «alarmismo», que llamaba al confinamiento desde el primer momento. Existe una frontera borrosa entre el alarmismo de un Estado paternalista y la dejadez de un Estado negligente, especialmente cuando las intervenciones se someten a un análisis *a posteriori*, entre hacer de más y atropellar derechos individuales o hacer de menos y poner vidas en peligro. Todas estas cuestiones ponen de manifiesto la conveniencia de la ética en la preparación y gestión de la incertidumbre propia de los desastres.

b) Ética de la inteligencia artificial

La rápida evolución de la inteligencia artificial (IA) ha alcanzado también al ámbito de la salud pública. Si bien no existe una estrategia nacional específica para la IA en salud pública, el

Gobierno español ha reconocido su importancia en el sector de la salud en general. El Plan de Recuperación, Transformación y Resiliencia, impulsado por la Unión Europea, incluye inversiones en la digitalización del sistema sanitario. Igualmente, la Estrategia de Salud Digital 2021-2026 incide en la capacidad de las herramientas de inteligencia artificial para transformar el sistema sanitario español (Secretaría General de Salud Digital, 2021). Todo ello crea un marco favorable para el desarrollo de la IA en la salud pública.

A pesar del creciente interés en la IA en salud pública, la investigación en España aún es limitada. Algunos centros de investigación, tanto públicos como privados, están liderando el camino en este sentido[13]. Algunas de las tendencias emergentes y áreas con mayor potencial incluyen:

---

[13] El Instituto de Salud Carlos III (ISCIII) participa en el proyecto ALMA, que busca integrar la IA en la medicina personalizada para enfermedades hematológicas (https://www.isciii.es/w/lanzamiento-del-proyecto-alma-sobre-inteligencia-artificial-y-enfermedades-hematologicas-impulsado-por-isciii-y-cdti-en-el-marco-del-perte-para-la-salud-de-vanguardia-1).

El Barcelona Supercomputing Center (BSC) desarrolla proyectos de IA en salud pública, como el desarrollo de herramientas para mejorar el diagnóstico y tratamiento del cáncer (https://www.bsc.es/es/noticias/noticias-del-bsc/el-bsc-participa-en-la-creaci%C3%B3n-de-una-herramienta-de-ia-para-mejorar-el-diagn%C3%B3stico-y-tratamiento) o el análisis de datos genómicos para la prevención de enfermedades y la predicción de brotes epidémicos (https://www. bsc.es/es/noticias/noticias-del-bsc/el-bsc-utiliza-la-bioinform%C3%A1tica-la-inteligencia-artificial-y-la-capacidad-de-c%C3%A1lculo-del).

Osakidetza, el servicio de salud del País Vasco, está utilizando la IA en la asistencia sanitaria. Así, incluye las siguientes aplicaciones: a) consultas a distancia para pacientes frágiles o con dificultades para desplazarse; b) IA en el tratamiento del cáncer de mama; c) reducción de listas de espera; d) preparación para el aumento de la incidencia de la gripe (https://www.euskadi.eus/gobierno-

1) Mejora de la vigilancia epidemiológica, pues la IA puede analizar grandes conjuntos de datos para identificar patrones y predecir brotes de enfermedades infecciosas, en busca de una respuesta más rápida y efectiva.

2) Aplicación de la IA en medicina predictiva y preventiva, dado que puede identificar factores de riesgo y predecir la probabilidad de desarrollar enfermedades. Esto permite intervenciones tempranas tanto desde una perspectiva comunitaria como también personalizada.

3) Promoción de comportamientos poblacionales saludables a través del análisis de datos masivos que se obtienen de móviles u otros dispositivos inteligentes (por ejemplo, el rastreo de móviles para la detección de contactos durante la pandemia de COVID-19). Así, la IA puede evaluar el impacto de las intervenciones diseñadas para recomendar cambios en los comportamientos poblacionales o para monitorizar la calidad del aire en las ciudades.

4) Mejora de la comunicación con la población. Las TIC han incorporado hace tiempo sistemas de comunicación sanitaria relevantes para la salud pública, como la telemedicina, que puede facilitar el acceso a la atención médica en zonas rurales o con recursos limitados a través de plataformas de teleconsulta y diagnóstico remoto. La IA puede ir más allá, mejorando la adaptación de los mensajes a poblaciones es-

---

vasco/-/noticia/2025/osakidetza-apuesta-nuevas-tecnologias-y-inteligencia-artificial-mejorar-asistencia-sanitaria/).

El Instituto de Investigación Sanitaria del Principado de Asturias (ISPA) y ULMA Embedded Solutions han firmado un acuerdo para impulsar el uso de la IA en el ámbito sanitario (https://ispa-finba.es/ulma-y-finba-sellan-una-alianza-para-impulsar-el-uso-de-inteligencia-artificial-en-el-ambito-sanitario/).

pecíficas en términos culturales apropiados, con diversidad lingüística, dirigidos a todos los niveles educativos y contribuyendo a identificar informaciones falsas.

5) Promoción y protección de la salud y prevención de enfermedades, desarrollando intervenciones de salud pública más efectivas, dirigidas a poblaciones específicas y proporcionando información personalizada sobre hábitos saludables (con el uso de chatbots o de grandes modelos de lenguaje).

6) Optimización de la gestión de recursos, desde su priorización hasta la mejora de la eficiencia de los sistemas de salud y reducción de costes (triaje inteligente o robótica asistencial). Por ejemplo, durante la COVID-19 la IA se usó para establecer los mejores sitios donde empezar las vacunaciones (Panteli *et al.*, 2025).

Por supuesto, la implementación de la IA en salud pública está plagada no solo de desafíos técnicos, sino también éticos, lo cual exige la adherencia a una estrategia digital específica para la salud pública, así como tener en cuenta los determinantes digitales de la salud pública. Los problemas de transparencia, responsabilidad, propiedad y sesgo o discriminación que existen en el desarrollo de sistemas suponen un reto para garantizar la calidad y la representatividad de los datos (Clemmensen y Kjærsgaard, 2023). Un uso inadecuado o aparentemente neutro de la IA desde un punto de vista moral puede comportar situaciones de inequidad en el acceso y la distribución desigual de sus beneficios y riesgos, lo que reforzaría las disparidades en salud, así como la incorporación y exacerbación de sesgos (de representatividad, género, raciales, de clase, edad, origen social, etc.), si la información con la que la IA se entrena no es un fiel reflejo de la diversidad poblacional a la que se aplica (Delgado *et al.*, 2022; De Manuel *et al.*, 2023). Si no existe una adecuada revisión ética del uso de la IA en salud pública, inspirada en los derechos humanos y el bien común, la inequidad y los sesgos pueden establecerse automáticamente y perjudicar sobre todo a colectivos en situación de vulnerabilidad. Además, la naturaleza de «caja negra» de muchos algoritmos de IA y los problemas de falta de explicabilidad comunes a la IA dificultan que el colectivo profesional de la salud comprenda y confíe completamente en las decisiones del sistema y, a su vez, obstaculizan la identificación de riesgos y la atribución de responsabilidades (Gerke *et al.*, 2020), lo que acaba provocando falta de confianza ciudadana en la IA. Por otro lado, la IA necesita acceso a grandes cantidades de datos sensibles, incluyendo historiales médicos, información genética y otros hábitos relacionados con la salud. Esto requiere garantías frente a las invasiones ilegítimas de la privacidad, como la vigilancia exagerada (Sparrow y Hatherley, 2019), la prevención frente a posibles brechas de seguridad (Ausín y Andreu, 2020) y el riesgo moral de reidentificación y estigmatización. A lo anterior se une el problema de la brecha digital, incluida una formación desigual en IA por parte de los especialistas en salud pública, que puede exacerbar las desigualdades existentes, por lo que es necesario implementar estrategias para garantizar que los beneficios y riesgos de la IA sean asumidos de forma proporcional y justificable.

Por tanto, las instituciones con responsabilidad en salud pública tienen la obligación inexcusable de incorporar la ética en el diseño, la gestión, la aplicación y la evaluación de los sistemas y máquinas de IA en salud pública.

c) Ética de la comunicación

Junto con las medidas de control, la COVID-19 vino acompañada de un auténtico «tsunami de información» (Oxman *et al.*, 2022) sin un relato claro que le diese cohesión. Esto es lo que se denominó «infodemia»: un exceso de información sobre la pandemia que generaba desconcierto, al que se añadió la mala información o las *fake news*. Como resultado, se vio la necesidad de proporcionar una explicación y una justificación de las medidas por parte de las autoridades sanitarias capaces de evitar o minimizar la desconfianza hacia la ciencia por parte de la ciudadanía.

La COVID-19 es un ejemplo crítico de comunicación en salud pública que puso de relieve las tensiones informativas en una sociedad hiperconectada. En otras situaciones no críticas, es esencial una estrategia de comunicación en las actividades de salud pública (Rossi y Yudell, 2012), pero, lamentablemente, la ética en las prácticas comunicativas de este ámbito ha recibido poca atención en los círculos académicos (Brown y De Barra, 2023). El principal desafío ético de la comunicación en el contexto de la salud pública está relacionado con la reacción determinada que se espera del receptor del mensaje, la ciudadanía. Es lo que se denomina «función conativa» del discurso, y plantea algunas dificultades. Por ejemplo, un mensaje persuasivo pero basado en evidencia insuficiente puede lograr su propósito en términos de salud pública y, sin embargo, no ser lo suficientemente transparente para la ciudadanía, con lo que el conflicto ético es evidente. Cabe destacar que la tensión entre informar y persuadir está presente tanto en situaciones habituales de la salud pública (comunicación estratégica) como en situaciones de emergencia, cuando el tiempo de reacción es más limitado.

En ambos contextos, reconocer públicamente la incertidumbre, sin alarmar, puede ser éticamente más justificable y contribuye más a fortalecer la confianza que recurrir a la utilización de una seguridad persuasiva y engañosa.

Teniendo esto en cuenta, la comunicación en salud pública debería partir de dos condiciones: la ponderación y la transparencia. En primer lugar, las comunicaciones sanitarias deben dar cuenta de la dimensión de los beneficios y los posibles daños asociados a las medidas recomendadas. En este sentido, deben ser comunicaciones ponderadas. En segundo lugar, la información debe ser fiable y transparente, lo que implica que la ciudadanía debe tener acceso a las fuentes de información que apoyan los comunicados. Tales condiciones podrían tomarse como guía orientativa para la ética de la comunicación en situaciones de emergencia como aquellas vividas durante la pandemia. En tales situaciones, los Estados pueden recurrir a medidas excepcionales (por ejemplo, la censura de determinados mensajes si atentan contra la salud colectiva), siempre que dichas medidas estén plenamente justificadas y sean potencialmente aceptables para la ciudadanía. En última instancia, la ética de la comunicación en salud pública debe estar alineada con los objetivos de transparencia y generación de confianza. Este compromiso resulta especialmente apremiante en un contexto en el que proliferan las *fake news* y la mala información. En situaciones de incertidumbre, como son a menudo las crisis sanitarias, esta desinformación puede tener consecuencias graves para la salud pública. Para abordar este desafío, es fundamental promover campañas de alfabetización informacional que capaciten a la población para identificar fuentes fiables (Martínez-Sánchez, 2022). Los mensajes de las autoridades sanitarias deben tener presencia no solo en los medios de comunicación social convencionales, sino también en las redes sociales y las plataformas digitales. Por ejemplo, profesionales de la comunicación y representantes institucionales podrían integrarse parcialmente en este sistema de comunicación para combatir con información verificada los relatos negacionistas, conspiranoicos, de pánico, etc., de manera proactiva, y responder a las inquietudes de la ciudadanía en tiempo real.

En este sentido, para que la comunicación en salud pública sea efectiva, es esencial considerar las dinámicas de acceso a la información en una sociedad cada vez más diversa y que obtiene principalmente sus noticias a través de redes sociales (Novoa-Jaso *et al.*, 2024). Esta realidad se complica aún más por la percepción de desinformación. Por ejemplo, durante la pandemia, el 36 % de la población identificó información falsa en los medios (Negredo *et al.*, 2020). Un tercio de las personas encuestadas atribuyó esta desinformación al Gobierno (34 %), mientras que las personas expertas (13 %) y las organizaciones de salud internacionales (12 %) se mencionan con menor frecuencia como fuentes poco confiables (Negredo *et al.*, 2020). Este contexto subraya la necesidad de fortalecer la confianza en las personas y entidades que intervienen en la salud pública, a la vez que se adoptan estrategias efectivas para combatir la desinformación. Para abordar este problema de manera integral, es crucial establecer alianzas entre asociaciones de profesionales, organizaciones de salud, divulgadores científicos y sanitarios y, tal vez, *fact-checkers,* garantizando una respuesta coordinada y unificada que maximice la efectividad de las intervenciones en salud. Asimismo, medidas como la obligación de rectificar información errónea por parte de quienes hacen uso del servicio, cuyas publicaciones alcanzan grandes audiencias en redes sociales, puede contribuir a mitigar la propagación de desinformación. Esta disposición no solo reforzaría la responsabilidad individual en la difusión de información, sino que también podría fortalecer la confianza en las fuentes oficiales al contrarrestar narrativas erróneas con datos verificados.

Por otro lado, con la irrupción de la IA en todos los ámbitos surge también cierta preocupación ante el posible uso de noticias automatizadas en temas de peso como el que nos ocupa (Novoa-Jaso *et al.*, 2024). Esto subraya la necesidad de establecer pautas claras en la comunicación relativa a la salud pública, enfatizando que dicha comunicación debería ser elaborada principalmente por periodistas humanos. Considerando los índices de desafección[14], es fundamental desarrollar estrategias que informen de manera clara y accesible, así como promover la participación de la ciudadanía en el proceso comunicativo para atender sus inquietudes y necesidades.

d) El rol de la ciudadanía en la salud pública

El objetivo de este documento no es dilucidar un único modelo de toma de decisiones en salud pública, sino subrayar la importancia de los valores de la ciudadanía. Por ejemplo, una cuestión es justificar una determinada intervención ética y epidemiológicamente beneficiosa para la comunidad, como puede ser una vacunación obligatoria, y otra llevar a cabo la acción de vacunarse. En este segundo caso, los valores éticos de la población y de cada uno de sus miembros deben ser considerados para la

---

[14] Por ejemplo, el 37 % de la población española declara no tener interés en las noticias ni confiar en ellas (Novoa-Jaso *et al.*, 2024).

política de vacunación. Este presupuesto podemos extrapolarlo al resto de acciones que se realizan en salud pública en términos de vigilancia, protección y promoción de la salud.

A grandes rasgos, y sin profundizar en la justificación ética de las medidas que se tomen en salud pública, hay cuestiones relacionadas con las opciones y preferencias de la ciudadanía que se pueden plantear, tales como las siguientes: el desafío de integrar la pluralidad de valores en medidas de salud pública que implican a toda la sociedad, la promoción de procesos de deliberación para construir acuerdos con valores e intereses dispares, el fomento de la confianza en las instituciones públicas o la legitimación de las actividades públicas aglutinando las inquietudes, necesidades e intereses de la ciudadanía.

Para tener en cuenta la opinión y las preferencias de la población en cuestiones de ética y salud pública, hay que analizar al menos dos cuestiones. La primera, de corte más epistémico, consiste en dilucidar qué modelo permitiría armonizar las preferencias de la ciudadanía y las propuestas normativas. La segunda, de corte más metodológico, exige saber cómo recopilar e interpretar empíricamente la información sobre percepciones y preferencias de la ciudadanía en ética de la salud pública.

Se pueden establecer dos perspectivas extremas sobre la participación ciudadana en salud pública. Por un lado, una visión populista en la que las teorías normativas no deben tener ningún peso y las preferencias públicas deben guiar las decisiones. Por otro lado, una versión elitista basada exclusivamente en personas expertas donde las preferencias públicas no deben tener ningún peso y las teorías normativas deben guiar las decisiones. Partimos del supuesto de que estas dos visiones extremas no son adecuadas al desafío que supone elaborar políticas en el ámbito de la salud pública que gocen de legitimidad democrática y fundamento racional.

Una alternativa más sugerente incluye el siguiente procedimiento (Savulescu *et al.*, 2021). Primero, se realiza la investigación empírica que recoge los principios y valores éticos de la población. Después, se analiza el grado de solapamiento entre las preferencias de la ciudadanía y las prescripciones teóricas, considerando los criterios de actuación que ofrecen los mejores argumentos. Por último, se otorga un peso normativo vinculante a aquellos principios éticos que gocen simultáneamente de carácter intuitivo y de justificación teórica.

El desafío es, por tanto, armonizar el ideal democrático de participación ciudadana en los procedimientos deliberativos, a través de la consulta popular en torno a los valores morales predominantes, con marcos teóricos éticos y políticos provenientes de la ética normativa y aplicada[15] y con una perspectiva de interseccionalidad e interdisciplinariedad.

---

[15] En cuanto a las fuentes que permiten analizar las opiniones y percepciones de la ciudadanía, sería relevante tener en cuenta los estudios que realiza la FECYT, sobre todo los que realiza cada dos años sobre la percepción social de la ciencia, así como los que realiza periódicamente el Centro de Investigaciones Sociológicas. Asimismo, se pueden hacer estudios de tipo cualitativo o cuantitativo *ad hoc* sobre determinadas cuestiones de interés que den información para poder resolver los interrogantes planteados.

4. La necesidad de perspectivas transversales en salud pública

La salud está determinada por una amplia gama de factores sociales, culturales, económicos y ambientales, que van mucho más allá de los aspectos biomédicos. Aunque suele asociarse con la atención y los servicios sanitarios, hace ya un tiempo que está considerablemente reconocido que los factores sociales, políticos y económicos, llamados determinantes sociales de la salud, son los que más influencia tienen en la salud de las poblaciones. La diferente presencia y relación de estos determinantes es lo que produce las desigualdades en salud, que se manifiestan según el peso de distintos ejes como la clase social, el género, la etnia o el territorio y que, cuando se cruzan entre sí, producen lo que se conoce como interseccionalidad. Estas desigualdades, además de ser relevantes en el planteamiento de cualquier problema de salud pública, tienen gran calado ético, al considerarse injustas y evitables, puesto que se apoyan en una estructura social que podría modificarse (Pérez Alonso *et al.*, 2023).

La OMS (2023) viene llamando la atención sobre la utilización del enfoque One Health, «Una sola salud», que supone integrar, en un mismo ámbito, la salud humana, la salud animal y la salud ambiental. La estrategia centrada en «Una sola salud» requiere la movilización de distintos tipos de conocimiento, disciplinas y amplios sectores de la sociedad. Además de estar interconectada con la perspectiva de la salud global (Pungartnik *et al.*, 2023), requiere buscar el equilibrio entre sectores y disciplinas, constituyendo uno de los principios básicos contemplados por la OMS (2023), junto con la paridad sociopolítica y cultural, la responsabilidad, el equilibrio socio-ecológico y la colaboración transdisciplinar. Entre sus objetivos, estaría mejorar la vigilancia y respuesta ante amenazas globales para la salud.

Aspectos como el cambio climático impactan de forma desigual en los determinantes sociales de la salud. Los efectos de la contaminación atmosférica, el mayor riesgo de enfermedades transmitidas por vectores y zoonosis, una mayor incidencia de enfermedades transmitidas por los alimentos y el agua o el desplazamiento forzoso de las poblaciones por esa causa también vienen marcados por el eje de la desigualdad e impactan en la población con menos recursos y más vulnerable[16].

A pesar de que existen pautas y evidencias sobre las diferencias de género en situaciones de emergencia sanitaria[17] (Wenham y Davies, 2022)[18], la perspectiva de género sigue ausente en muchas de las iniciativas de salud pública, incluyendo las respuestas a la pandemia de COVID-19. Las mujeres fueron más vulnerables a los efectos económicos y sociales durante esa crisis, con mayor riesgo de violencia de género, dificultades de acceso a los servicios de salud sexual y reproductiva, sobrecarga de trabajo

---

[16] *World report on social determinants of health equity* (https://www. who.int/publications/i/item/9789240107588).

[17] https://iris.who.int/bitstream/handle/10665/250580/9789241549837 -eng.pdf?sequence=1

[18] https://iris.paho.org/bitstream/handle/10665.2/55432/PAHOEGC-COVID-19210006_eng.pdf?sequence=4&isAllowed=y; https://lac.unwomen. org/sites/default/files/2024-04/en-regionalgenderprofile-ro_apr24-24.pdf.

de cuidados y pérdida de empleo (Fisseha *et al.*, 2021). Además, se vieron negativa y desproporcionadamente afectadas tanto en su condición de pacientes como de profesionales sanitarias (Connor *et al.*, 2020).

Por su parte, las personas pertenecientes al colectivo LGBTIQ+ se siguen enfrentando a barreras y discriminación en muchos ámbitos como el trabajo, la vivienda o el acceso a servicios de salud, entre otros (Bermúdez-Pozuelo *et al.*, 2024); situaciones que se ven agravadas en contextos de crisis (Drabble y Eliason, 2021). No se debe obviar que la perspectiva de género permite visibilizar y afrontar estas disparidades, en su pretensión de garantizar que las estrategias de salud pública respondan de manera equitativa a las necesidades y realidades de mujeres, hombres y personas no binarias (Heise *et al.*, 2019).

Asimismo, es crucial adoptar un enfoque interseccional que considere cómo el género se entrelaza con otros determinantes sociales de la salud, como la edad, la etnia, la discapacidad, la clase, el entorno en el que se vive o el estatus migratorio, entre otros. Estos factores se conjugan de maneras complejas y producen vulnerabilidades y obstáculos particulares para acceder a los servicios y recursos de salud. Así, las mujeres racializadas, las personas LGBTIQ+ en situación de pobreza o las personas con discapacidad pueden verse expuestas a múltiples formas de discriminación que agravan sus problemas de salud y dificultan su capacidad de acceder a una atención adecuada. Una perspectiva interseccional permite visibilizar estos patrones de desigualdad y diseñar intervenciones más pertinentes y equitativas que, de no tener en cuenta esta perspectiva, pueden ser inadecuadas, tener efectos distintos entre grupos o incluso efectos negativos para algunos colectivos.

La OMS[19] también ha enfatizado la necesidad de involucrar a las comunidades y abrirse a perspectivas culturales tradicionalmente ignoradas, reconociendo que un diálogo multilateral es clave para abordar de manera efectiva los problemas de salud pública, también en situaciones de emergencia. Aspectos como las tradiciones, los sistemas de creencias y las dinámicas comunitarias influyen en la forma en que las poblaciones perciben, responden y se ven afectadas por las crisis sanitarias (Zhang *et al.*, 2022). Si se toma de nuevo como ejemplo la pandemia de COVID-19, se puede observar cómo se aplicaron estrategias de salud global que en muchos casos ignoraron las prácticas de cuidado colectivo y el conocimiento contextual de comunidades locales (Abimbola y Pai, 2020). Esta situación subraya la urgencia de implementar un proceso de *descolonización* genuino sobre el concepto de salud pública para garantizar respuestas más inclusivas, sostenibles y culturalmente pertinentes.

De igual manera, factores culturales como las normas de género, las prácticas de cuidado, los tabúes y las estructuras de poder comunitarias influyen de manera crucial en la salud y el bienestar de las personas (Rice y Liamputtong, 2023). Por ello, las estrategias de salud pública deben adaptarse a estas realidades, siendo sensibles y respetuosas con la diversidad de cosmovisiones y formas de organización social. La evidencia también muestra que las políticas centradas únicamente en las necesidades genéricas de colectivos marginados no logran abordar de manera integral la desigualdad de género, la inequidad en salud y la propia vulnerabilidad. Estos grupos de población suelen ser

---

[19] https://iris.who.int/bitstream/handle/10665/347871/9789240037205-eng.pdf.

ignorados, por lo que además tienen mayores obstáculos para participar en los procesos de formulación de políticas y toma de decisiones[20].

Por lo tanto, estas políticas deben ser más sensibles a las experiencias particulares de los diferentes grupos, con procesos políticos más inclusivos y participativos, basados en los principios de equidad de género y derechos humanos.

---

[20] *How to equity proof your policies and interventions* (https://iris. who.int/bitstream/handle/10665/368236/WHO-EURO-2023-7022-46788-68195-eng.pdf).

5. Integración institucional de la ética de la salud pública

Cabe señalar que hay distintos modelos para promover la integración de la ética en la actividad de organismos con competencias en materia de salud pública. El análisis comparativo de parte de la información disponible sobre las agencias en funcionamiento a nivel internacional ofrece resultados poco concluyentes sobre el lugar de la ética de la salud pública en el marco institucional. Es sabido que en los Estados miembros de la Unión Europea coexisten las iniciativas comunitarias y las políticas públicas estatales. El resultado es una agenda amplia, común, de temas que afectan a la salud de la población y, por otro lado, una débil coordinación entre políticas. Desde el año 2020 se han ido reforzando las políticas de salud pública en la Unión Europea, al tener que abordar problemas y riesgos que superan las capacidades de los distintos Estados. Aun así, la estructura comunitaria en materia de salud pública continúa siendo insuficiente (Greer y Jarman, 2021).

Un análisis somero de los objetivos y la estructura de varias agencias nacionales (ver Anexo II) revela notables diferencias. Por ejemplo, en Suiza, la equidad es un principio fundamental en la estrategia nacional de salud dentro de un sistema federal muy descentralizado. En Francia[21], la ética, la excelencia en la inves-

---

[21] Más información en el sitio web: https://www.santepubliquefrance.fr/a-propos/nos-principes-fondateurs.

tigación, la independencia y la transparencia son básicas para la agencia nacional. En Reino Unido[22] se ha dividido en dos la agencia de salud pública que existía previamente, de manera que se han creado dos entidades: la Health Security Agency y la Office for Health Improvement and Disparities. Teniendo en cuenta esa tendencia a la fragmentación y una limitada visibilidad del papel de la ética, es significativa la apuesta de la Comisión Europea por un cambio de estrategia a través de la Unión Europea de la Salud, que fortalece tanto la coordinación como la inclusión de la ética en todas las políticas europeas de salud pública[23].

5.1. EXPERIENCIAS INTERNACIONALES CON COMITÉS DE ÉTICA DE LA SALUD PÚBLICA (CESP)

La reflexión ética sobre la salud pública precisa, para su desarrollo, implementación y efectividad, de un entramado de procesos y mecanismos, con el fin de que no se quede en una mera cuestión declarativa. La ética de la salud pública necesita de un órgano administrativo para no resultar retórica y vacía, cuando no descaradamente publicitaria y sin ningún impacto sobre la calidad y la excelencia del ejercicio de la propia salud pública.

El instrumento nuclear de esta «infraestructura ética» para la salud pública sería la creación de un comité o una comisión de

---

[22] Más información en el sitio web: https://www.gov.uk/government/organisations/office-for-health-improvement-and-disparities.

[23] Sitio web de la Unión Europea de la Salud: https://commission.europa.eu/strategy-and-policy/priorities-2019-2024/promoting-our-european-way-life/european-health-union_es.

ética de la salud pública (CESP), entendido como el órgano colegiado de seguimiento y monitorización de los principios éticos y de las buenas prácticas en salud pública. El CESP constituye la instancia de garantía del cumplimiento y desarrollo del conjunto de valores y principios contenidos en el código ético de la salud pública (Thomas *et al.*, 2025).

Al revisar el papel de otros comités de ética de salud pública a nivel internacional, se comprueba que su implantación es muy reciente. En 2005, ante la escasez de la vacuna antigripal y la necesidad de racionar, el Center for Disease Control and Prevention (CDC) estadounidense creó un comité de ética para mejorar la calidad de esta decisión. Este comité tuvo funciones de asesoría en materia de salud pública y estaba compuesto por personal del propio centro, donde destacaban las figuras de una persona experta en ética y otra en salud pública, sin requerir capacitación específica en el resto de los miembros (Klingler *et al.*, 2020).

La constitución de comités de ética de salud pública (y todas sus variantes terminológicas) fue anecdótica en el tiempo previo a la pandemia de COVID-19. A la experiencia del CDC, hay que sumar otras dos pioneras: el Public Health Ontario y el Public Health Ethics Consultive Group de la OMS. En 2012, la autoridad de salud pública de la provincia canadiense de Ontario (Public Health Ontario) creó el Ethics Review Board, con profesionales propios e independientes que se instruyen en ética de la salud pública y que examinan todos los proyectos de la institución[24]. En 2015, la OMS creó el Public Health Ethics Consultive Group como mecanismo de revisión ética voluntario

---

[24] Ethics Review Board. Public Health Ontario; [citado el 5 de diciembre de 2024]. Disponible en: https://www.publichealthontario.ca/en/About/Research/Ethics/Ethics-Review-Board.

y no vinculante de las intervenciones de salud pública no relacionadas con la investigación. Estaba compuesto por personal propio de diversos departamentos, profesiones y representaciones geográficas[25].

Con la pandemia de COVID-19 se puso de manifiesto la necesidad de tomar decisiones sobre conflictos éticos en el contexto de la salud pública y, para ello, de órganos colegiados de asesoría. La mayoría de los Gobiernos apoyaron sus decisiones en comités de ética preconstituidos, fundamentalmente de bioética, y con una composición enfocada a la deliberación sobre ética clínica. Este fue el caso de España (el Comité de Bioética de España emitió recomendaciones sobre edadismo o sobre la distribución equitativa de la vacuna), Bélgica, Francia o Austria[26]. No obstante, otros Gobiernos crearon órganos nuevos con un perfil de miembros adaptado a las exigencias de la ética de la salud pública. Así lo hicieron Alemania, Irlanda o el estado de Nebraska en EE. UU.[27]

---

[25] Public Health Ethics Consultative Group. Who.int; [citado el 5 de diciembre de 2024]. Disponible en: https://www.who.int/groups/public-health-ethics-consultative-group.

[26] Selected resources by country - Human Rights and Biomedicine. www.coe.int; 2020 [citado el 5 de diciembre de 2024]. Disponible en: https://www.coe.int/en/web/bioethics/selected-resources-by-country.

[27] Uni-muenchen.de. [citado el 5 de diciembre de 2024]. Disponible en: https://www.en.meta.med.uni-muenchen.de/staff/team_members/verina_wild/ethics_covid.pdf.

Wild, V., Buyx, A., Hurst, S., Munthe, C., Rid, A., Schröder-Bäck, P., Strech, D., Thompson, A. COVID-19: Eine Ad hoc Public-Health-Ethikberatung. Gesundheitswesen, 2020; 82(06): 507–513. Disponible en: http://dx.doi.org/10.1055/a-1174-0086.

A subgroup of NPHET. Pandemic ethics advisory group. [citado el 5 de diciembre de 2024]. Disponible en: https://www.gov.ie/en/department-of-heal-

Podemos, por tanto, distinguir dos tipos principales de comités de ética de salud pública: los creados genuinamente para dar respuesta a todo tipo de consultas salubristas y los que nacieron *ad hoc* para la pandemia. Dentro de los primeros, aparte de los pioneros como el CDC, el Public Health Ontario y la OMS, podemos incluir la apuesta canadiense por estos órganos a través del Public Health Ethics Advisory Group de carácter federal y el Comité d'éthique de Santé Publique de Quebec, así como el Comité de Ética y Derecho de la Faculty of Public Health (Reino Unido).

La tabla del Anexo II especifica los comités u organismos similares que se han identificado, con su composición real o formal. El número de miembros de estos comités oscila entre cinco y veintidós, con una media de doce. Su función de asesoría se centra en las agencias de salud pública o ministerios de salud (sean estos federales, estatales, regionales, etc.). Los comités creados para la pandemia, por lo general, han tenido vigencia solo durante esta.

Los perfiles más comunes entre los miembros de los comités de ética de la salud pública y similares destacan por contar con una formación académica y actividad docente o investigadora en las siguientes disciplinas (ordenadas según frecuencia):

- Bioética
- Salud pública
- Derecho
- Ética de la salud pública

---

th/collections/national-public-health-emergency-team-nphet-covid-19-sub-group-pandemic-ethics-advisory-group/.

Ethics Advisory Committee, Unmc.edu. [Citado el 5 de diciembre de 2024]. Disponible en: https://www.unmc.edu/healthsecurity/programs/ethics/index.html.

- Medicina
- Salud global
- Políticas de salud
- Equidad y determinantes sociales
- Legos
- Salud indígena
- Participación comunitaria
- Enfermería
- Ética de la investigación
- Farmacia
- Ética del cuidado
- Tecnologías de salud

Aunque en estos comités se ha identificado la participación de perfiles expertos en campos como los determinantes sociales de la salud o algunos más específicos como la salud indígena, se echa en falta la alusión explícita a profesionales pertenecientes al ámbito de las ciencias sociales como la sociología, la antropología o la economía de la salud, entre otras.

5.2. UNA PROPUESTA DE COMITÉ DE ÉTICA DE LA SALUD PÚBLICA

Por todo lo expuesto anteriormente en el presente documento, se propone la creación de un Comité de Ética de la Salud Pública (CESP) en España.

Se trataría de la creación de un órgano administrativo colegiado, que se regularía por la Ley 40/2015, de 1 de octubre, de Régimen Jurídico del Sector Público. El modelo colegial responde a una formación horizontal de los actos y a la concurrencia de voluntades, buscando la ponderación de puntos de vista entre los miembros del órgano administrativo.

Sería un órgano colegial de carácter consultivo, pero también podría actuar de oficio. Los órganos consultivos, en virtud de lo previsto por el artículo 7 de la Ley 40/2015, actuarán para cumplir con las garantías de su actividad no sometida a dependencia jerárquica (ni orgánica, ni funcional, no pudiendo recibir instrucciones ni directrices o cualquier clase de indicación).

A continuación, se exponen los elementos fundamentales que debería contemplar la constitución de un comité de ética de la salud pública.

Propósito. El CESP se configura como un órgano colegiado de carácter consultivo para dar apoyo y asesoramiento en cuestiones de ética y salud pública. Identificará y asesorará en asuntos de índole ética relativos a los programas, las políticas y las intervenciones en salud pública.

Ámbito. En cuanto que unidad consultora y de apoyo en cuestiones éticas, el CESP reportará informes y propuestas no vinculantes. En ningún caso el CESP debería tener potestad sancionadora.

Marco de referencia. Las acciones del CESP se remitirán al código ético del colectivo profesional de la salud pública, que debería previamente definirse sobre la base de que el mandato de la salud pública de promover y proteger equitativamente la salud de la población es fundamentalmente moral e implica la obligación de velar por el bienestar y la dignidad de las personas. Entre las competencias del CESP necesarias para valorar y promover la ética de la salud pública figuran las siguientes: 1) la capacidad de identificar una cuestión ética en su contexto y de ponderar los daños y beneficios de una acción; 2) la comprensión del espectro completo de los factores determinantes de la salud; 3) el manejo de conceptos éticos básicos como la justicia, la virtud, el cuidado, la libertad y los derechos humanos; y 4) la creación y el mantenimiento de la confianza pública.

Composición. En cuanto a su composición, el número de miembros del CESP debería oscilar entre catorce y veinte personas. Procederán tanto del sector profesional de la salud pública, incluyendo personas expertas en determinantes sociales de la salud, como del ámbito académico de la ética de la salud pública. Tendrá un carácter pluridisciplinar e incluirá necesariamente al menos un miembro lego. Asimismo, el CESP dispondrá de una unidad estructural (Departamento de Ética de la Salud Pública) que podría depender de la Agencia Estatal de Salud Pública, creación aprobada recientemente, o de algún organismo estatal, que le ofrecerá soporte técnico en el desarrollo de sus funciones: implementación de herramientas, difusión, gestión de informes y estudios, etc. El CESP elegirá entre sus miembros a alguien que ejerza la presidencia. El CESP podrá contar con la colaboración de personas expertas cuando así lo requiera la materia o el asunto a tratar. Los integrantes del CESP no deberían estar remunerados, pero sí se debería facilitar laboralmente el desplazamiento y el tiempo para participar en las reuniones, así como los gastos asociados para un adecuado funcionamiento del CESP.

Selección. La selección de las personas que ejerzan las vocalías y la presidencia del CESP se establecerá por concurso de méritos por parte de una comisión *ad hoc* creada por la institución que lidere este proceso entre las candidaturas de las personas expertas que se presenten. El mandato de sus miembros será por un período de seis años no renovables.

Secretaría del comité. La gestión de la documentación y organización de reuniones requiere de personal de apoyo específico para el comité.

Funciones. Las funciones del CESP serán las de informar, asesorar y formular propuestas sobre las políticas, prácticas y actividades de salud pública, pero no informará sobre la conducta de individuos o grupos. Sus funciones serán:

- Revisar sistemáticamente las cuestiones éticas que los casos y las políticas de salud pública plantean.
- Hacer seguimiento y controlar los principios éticos y las buenas prácticas en salud pública.
- Elaborar y emitir informes.
- Formular recomendaciones sobre ética de la salud pública.
- Atender quejas y denuncias de índole ética (no legal) y que afecten a temas de salud pública.
- Resolver consultas y conflictos éticos en salud pública.
- Promover la difusión y la formación en ética de la salud pública entre sus profesionales y la ciudadanía en general.

Criterios de actuación. Un órgano colegiado se caracteriza por la toma de decisiones colectivas y la necesidad de criterios claros para su funcionamiento, la independencia de sus acciones y la garantía de confidencialidad.

- *Independencia:* el CESP no participa en la estructura jerárquica ni en el proceso decisorio de la institución de la que dependa.
- *Imparcialidad:* las vocalías del CESP asumen el compromiso de inhibirse y abstenerse en las deliberaciones y

votaciones en las que tengan o se les pueda presumir un conflicto de intereses.

- *Transparencia:* el desempeño de las funciones del CESP se realiza conforme a instrucciones y procedimientos establecidos y difundidos públicamente de manera activa. Los informes, propuestas, recomendaciones y demás documentos elaborados por el comité podrán ser publicados para el conocimiento general y la difusión, con pleno respeto de los derechos fundamentales constitucionalmente reconocidos.

- *Confidencialidad:* todas las vocalías del CESP, las personas expertas que colaboren con este órgano colegiado y el personal adscrito al Departamento de Ética de la Salud Pública han de suscribir un acuerdo de confidencialidad.

- *Formalidad:* todo órgano colegiado tendrá una secretaría que velará por la legalidad formal y material de aquel. De cada sesión que celebre el órgano colegiado se levantará acta por la persona que ejerza la secretaría, que especificará necesariamente los asistentes, el orden del día de la reunión, las circunstancias del lugar y tiempo en que se ha celebrado, los puntos principales de las deliberaciones, así como el contenido de los acuerdos adoptados.

- *Documentación:* la persona que ejerza la secretaría archivará y custodiará toda la información y documentación relativa al comité.

- *Autonomía financiera:* el CESP contará con una partida presupuestaria adscrita y específica para el desarrollo de sus funciones y competencias.

5.3. Casos prácticos

La toma de decisiones de un CESP aspira a la identificación de un problema normativo y a la justificación racional de un curso de acción consensuado para su resolución. A diferencia de otros órganos colegiados de ética, como los comités de ética asistencial (CEA), el proceso atenderá a ciertas especificidades del ámbito de la salud pública, caracterizado por su complejidad, el alcance poblacional de su impacto y un mayor grado de incertidumbre. Algunos de los valores que deben ser considerados —la equidad, la eficiencia, la solidaridad, el interés común, la transparencia, la publicidad, la veracidad, la confianza, la participación y la corresponsabilidad— también pueden ser propios de ese ámbito. El alcance colectivo del impacto de la toma de decisiones en salud pública requerirá de una serie de controles adicionales a los exigibles a un CEA, tendentes a cumplir con los ideales de *gobernanza* y de *democracia deliberativa* (Gutmann y Wagner, 2017), como una rendición de cuentas y una articulación efectiva de procesos de escrutinio, seguimiento y revisión pública de la decisión adoptada. Sobre la base de este planteamiento, analizamos a continuación dos casos de ética de la salud pública empleando como marco deliberativo el *Framework for ethical deliberation and decision-making in public health* propuesto por la Public Health Agency of Canada (2017) (pasos 0-4 y 6) y elementos del proceso de *Accountability for reasonableness* propuesto por Norman Daniels y James Sabin (2002) para la justificación de prioridades en salud (paso 5). En sendos casos se trata de abordajes procedimentales, lo que significa que la discusión no aspira a señalar *qué* se debe hacer en este u otro caso particular, sino *cómo* se debe proceder para que la decisión finalmente adoptada sea públicamente justificable.

Caso 1: Vacunación forzosa de población pediátrica no vacunada en contexto de brote epidemiológico

En octubre de 2010 se inició un brote de sarampión en el Albaicín (Granada) a partir de un adulto enfermo que acudió a la celebración de una boda, procedente de Mallorca. Ante una baja cobertura de la vacuna en el barrio, la enfermedad se extendió con rapidez, principalmente en el colegio Gómez Moreno, donde existía una bolsa de no vacunados significativa (solo un 60 % de la cobertura de vacuna triple vírica). De allí se propagó a través de los servicios sanitarios a otros barrios de Granada e incluso a otros municipios de la provincia, hasta el punto de que el 30 de marzo de 2011 ya había 180 casos confirmados, aunque probablemente hubiera más entre padres y madres reticentes a la vacunación que evitaran acudir al centro de salud. El colegio vivió el conflicto con preocupación. Se produjeron enfrentamientos verbales entre aquellos padres y madres que defendían la no vacunación y aquellos que sí se vacunaron, e incluso quienes no se podían vacunar por distintas razones de salud. Estos conflictos también afectaron al profesorado, porque hubo quienes se negaron a hacer actividades con aquellos niños y niñas de los que sabían que no estaban vacunados.

Paso 1. Objetivo. Clarificar el contexto. Aclarar conceptos, reconocer los hechos

- Identificar el problema de salud pública que debe ser abordado. Por ejemplo: ¿debería obligarse a vacunar a los niños y las niñas no vacunados?

- Recabar información para clarificar los hechos (incluye aspectos científicos y legales): cobertura triple vírica en el barrio, cobertura triple vírica en el colegio, revisar normativa y sentencias legislativas al respecto sobre situaciones en las que se haya obligado a vacunar, revisar situaciones similares que se hayan dado en otros países.
- Identificar intereses en juego (de individuos, instituciones, comunidades). Por ejemplo: el de los escolares menores de edad, el profesorado, los padres y madres, los menores de un año o las personas no vacunadas inmunodeprimidas, los colectivos que no se vacunan por cuestiones religiosas, las personas no vacunadas por problemas de accesibilidad a la vacuna.
- (Re)formular la pregunta ética o el problema que debe ser abordado. Por ejemplo: ¿debe obligarse a la vacunación dada la expansión del virus, la repercusión en el barrio y la posible extensión a otros ámbitos geográficos?

Paso 2. Pensar críticamente un problema. Identificar valores y principios

- Identificar las tensiones éticas, los valores y principios en conflicto. Posibles valores y principios: autonomía y respeto a la opción de los padres de no vacunar, proteger a quienes no pueden vacunarse, garantizar la educación de los menores, beneficiar la salud de la comunidad, el interés colectivo por la protección de la inmunidad de rebaño, no estigmatizar a quienes optan por no vacunar, protección a la infancia…
- Analizar cómo se interrelacionan esos valores y principios. Por ejemplo: ¿obligar a vacunar a un reducido grupo de

escolares queda suficientemente justificado como para interferir en la autonomía y decisión de los padres? ¿Cómo afectaría la decisión de minimizar el *riesgo* socavando el derecho a asistir a clase?

- Proponer posibles formas de priorizar principios y posibles compromisos entre valores y principios. Ejemplos: 1) autonomía de los padres y madres; 2) justicia como solidaridad o reciprocidad hacia los niños y las niñas vacunados.

- Considerar posibles casos de vulnerabilidad, estigmatización e inequidades en salud. Por ejemplo: en el caso de no vacunarse, ¿se estigmatizará a estos niños y a estas niñas? ¿Se les atenderá en el centro de salud de la misma manera que si estuvieran vacunados?

Paso 3. Imaginar y valorar cursos de acción

- Sugerir varios cursos de acción para abordar el problema identificado. Es aconsejable que se propongan más de dos opciones, sobre todo si se trata de cursos extremos (aunque estos podrían acabar valorándose como la mejor opción). Ejemplos: 1) impedir que los niños y las niñas acudan durante un tiempo a clase hasta evitar el riesgo de contagio; 2) intentar que no se acumule en los mismos centros educativos población sin vacunar; 3) facilitar el acceso a la vacunación a aquellas familias no vacunadas independientemente de la razón para no hacerlo, etc.

Paso 4. Seleccionar un curso de acción

- Recomendar la opción preferible, plan de implementación y plan de comunicación. Establecer que los niños y las niñas permanezcan en sus domicilios hasta que la situación haya cambiado. Proporcionar un dispositivo de apoyo escolar a estas familias mientras dure esta situación.

Paso 5. Informar de la decisión e involucrar a la ciudadanía

- Facilitar y posibilitar una reunión y convocar a las personas y colectivos afectados.

Paso 6. Evaluación

- Valorar las consecuencias del curso de acción seguido y la solución del problema de salud pública desde una perspectiva ética mediante la realización de otra reunión posterior en el tiempo.

Caso 2: La repatriación del misionero con ébola

En 2014 se produjo un brote de ébola en la zona centro-occidental de África (Liberia, Sierra Leona y Guinea principalmente), uno de los más virulentos registrados hasta la fecha, con una tasa de mortalidad del 70 %. En el verano de ese año, el sacerdote y misionero español Miguel Pajares, cooperante en Liberia en la asistencia a enfermos de ébola, se contagió de la enfermedad mientras trabajaba en un hospital de su congregación. Pajares tenía 75 años y una enfermedad cardiaca crónica. Pidió ser repatriado para ser tratado en España[28].

---

[28] El Gobierno español envió un aerotransporte del ejército el 5 de agosto para la repatriación del paciente. Una vez en España, Pajares fue ingresado de manera aislada en el Hospital Carlos III de Madrid y atendido de manera exclusiva por personal sanitario protegido. Siete días después de su repatriación el sacerdote falleció. Casi dos meses después, el 6 de octubre, la auxiliar que había atendido al religioso se declaró infectada de ébola. Era el primer caso nativo de esta enfermedad en Europa. Teresa Romero, la auxiliar, fue

Paso 0 (preliminar). Clarificar responsabilidades para el proceso deliberativo

- Identificar quién se responsabilizará de la implementación del propio proceso de deliberación. Un grupo de trabajo puede ocuparse de liderar el proceso. Se sugiere que alguna de las personas que lo integren sea quien disponga de las competencias técnicas específicas requeridas. Por ejemplo: para los casos propuesto, posiblemente una persona especialista en enfermedades infecciosas.
- Identificar grupos de interés involucrados en el proceso. Por ejemplo: persona contagiada, personal y organizaciones involucradas en el transporte y cuidado del enfermo, su organización humanitaria, su familia, el conjunto de la sociedad.
- Establecer una agenda para los subsiguientes pasos. La agenda puede variar en función de la premura requerida por el caso.

Paso 1. Objetivo. Clarificar el contexto. Aclarar conceptos, reconocer los hechos

- Identificar el problema de salud pública que debe ser abordado. Por ejemplo: ¿debería atenderse la petición de repatriación solicitada por la persona enferma?
- Recabar información para clarificar los hechos (incluye aspectos científicos y legales): riesgo de contagio, opciones

---

ingresada en el Hospital Carlos III y todos sus contactos (casi un centenar) fueron aislados en el mismo centro. Su perro, Excalibur, fue sacrificado. La auxiliar superó la enfermedad y las personas aisladas no la desarrollaron en ningún momento. España no se declaró libre de ébola hasta el 2 de diciembre de 2014, casi cuatro meses después de la repatriación de Pajares.

para evitar o minimizar ese riesgo, eficacia del tratamiento, tanto *in situ* como en territorio español, disponibilidad de seguros, coste económico de la repatriación, legislación sobre repatriación.

• Identificar intereses en juego (de individuos, instituciones, comunidades). Por ejemplo: el interés del enfermo de recibir el mejor tratamiento disponible, el interés de los profesionales involucrados de minimizar el riesgo de contagio, el interés del Gobierno español y otros organismos públicos de preservar la confianza ante la expectativa social de no abandonar a una persona cooperante.

• (Re)formular la pregunta ética o el problema que debe ser abordado. Por ejemplo: ¿debe atenderse a la solicitud de repatriación, habida cuenta de los beneficios, riesgos, costes y equidad que plantea?

Paso 2. Pensar críticamente un problema. Identificar valores y principios

• Identificar las tensiones éticas, los valores y principios en conflicto. Posibles valores y principios: equidad, solidaridad, reciprocidad, subsidiariedad, universalidad de la atención sanitaria, beneficencia, protección de la salud pública, interés colectivo, estigmatización, confidencialidad, privacidad, confianza social...

• Analizar cómo se interrelacionan esos valores y principios. Por ejemplo: ¿los riesgos para la salud colectiva quedan suficientemente compensados con beneficios individuales y colectivos? ¿Cómo afectaría a la población, a la *confianza* de la sociedad en sus organizaciones gubernamentales y sanitarias, la decisión de minimizar el *riesgo* al no autorizar la repatriación? ¿Exige el deber de subsidiariedad la repatriación incluso en los casos de beneficio incierto y riesgo para la salud pública? ¿Cómo preservar la privacidad de las personas afectadas por las medidas sanitarias?

- Proponer posibles formas de priorizar principios y posibles compromisos entre valores y principios. Ejemplos:

    a) Principios
        1) Beneficencia hacia un ciudadano español
        2) Justicia entendida como solidaridad o reciprocidad
        3) Seguridad sanitaria
        4) Confianza
    b) Valores
        1) Seguridad sanitaria
        2) Confianza
        3) Justicia
        4) Beneficencia

- Considerar posibles casos de vulnerabilidad, estigmatización e inequidades en salud. Por ejemplo: ¿exige la equidad en este caso un gasto no convencional por tratarse de un cooperante?

Paso 3. Imaginar y valorar cursos de acción

- Sugerir varios cursos de acción para abordar el problema identificado. Es aconsejable que se propongan más de dos opciones, sobre todo si se trata de cursos extremos (aunque estos podrían acabar valorándose como la mejor opción). Ejemplos: 1) repatriar al paciente a un hospital público para ofrecerle el mejor cuidado posible; 2) no repatriar al paciente para minimizar el riesgo de contagio; 3) no repatriar al paciente y ofrecerle el mejor tratamiento disponible *in situ;* 4) repatriar al paciente y ofrecerle un tratamiento en una unidad aislada, con el mínimo personal, para ofrecerle un mejor tratamiento que el disponible *in situ,* aunque no sea el mejor cuidado disponible.

• Comparar sus fortalezas y limitaciones relativas. Preguntas clave: ¿qué grado de certeza se tiene sobre la eficacia de cada opción? ¿Es necesario y posible minimizar el riesgo de contagio para ciertos grupos? ¿Cómo equilibrar beneficios y cargas de forma justa? ¿Qué consecuencias posibles plantea cada alternativa? ¿Resulta congruente con otras medidas y con la legislación?

Paso 4. Seleccionar un curso de acción

• Recomendar la opción preferible desde el punto de vista (ético) de la beneficencia, la no maleficencia, la autonomía, la equidad y la solidaridad.
• Establecer un plan de implementación de la decisión: quién hace qué, cuándo y con qué recursos.
• Establecer un plan de comunicación de la decisión: cuándo, cómo y a quién se va a comunicar la decisión.

Paso 5. Informar de la decisión e involucrar a la ciudadanía

• Asegurar la accesibilidad pública a las decisiones que se adoptan, en condiciones de transparencia y publicidad.
• Ofrecer para esas decisiones al menos una justificación pública basada en razones y en la consideración de los intereses en juego.

- Reconocer el derecho ciudadano de participar en la decisión y habilitar mecanismos públicos de revisión y crítica de las decisiones adoptadas.
- Facilitar a la población la capacidad de formarse una opinión sobre la cuestión y expresar una preferencia. Posibilitar a la población expresar sus preocupaciones o discrepancias con respecto a la decisión adoptada. Por ejemplo: puede habilitarse un espacio *online* de sugerencias y una persona responsable de recabar, sintetizar y comunicar esa información al propio CESP y a los organismos decisores.

Paso 6. Evaluación

- Facilitar mecanismos de supervisión del cumplimiento de los pasos 1-5. Se sugiere que una comisión, diferente de la coordinadora, y a ser posible independiente del propio CESP, evalúe y haga un seguimiento del cumplimiento del proceso acordado en el paso preliminar.
- Valorar las consecuencias del curso de acción seguido: cumplimiento del objetivo identificado. ¿Se ha atendido el problema de salud pública? ¿Se ha hecho éticamente?
- Identificar posibles mejoras en el proceso de toma de decisiones. Puede realizarse en colaboración entre la subcomisión evaluadora y el CESP.

6. Formación e investigación en ética de la salud pública

La ética de la salud pública es un componente esencial para la práctica salubrista, ya que guía la toma de decisiones y las acciones que afectan a la salud de las comunidades (Tulchinsky *et al.*, 2015). La formación en ética de la salud pública es crucial para que las decisiones que se tomen no solo sean efectivas, sino también equitativas y promuevan el bienestar de las poblaciones respetando los derechos individuales (Slomka *et al.*, 2008). Las políticas de salud pública afectan a grandes poblaciones y tienen consecuencias significativas para la vida de las personas; esto exige una formación ética que capacite para la identificación y el análisis de los valores implicados, así como para la resolución de problemas complejos, evaluando las consecuencias y mitigando los posibles impactos negativos de sus decisiones.

A pesar de eso, en la mayoría de las escuelas de salud pública, la ética es una materia opcional que no está integrada en la formación continuada (Camps *et al.*, 2015). Además, existe cierta tendencia entre las personas profesionales de la salud pública de autopercibirse con capacitación para abordar las cuestiones éticas de la salud pública sin formación específica previa (Butcher *et al.*, 2020).

La necesidad de tomar en consideración a toda la población, pero especialmente a los grupos en situación de vulnerabilidad, requiere de una formación ética que refuerce la importancia de abordar las desigualdades en salud y promover la justicia social. Precisamente, la formación ética proporciona las herramientas para identificar y corregir las inequidades en el acceso a la atención sanitaria y el resto de los determinantes sociales de la salud. Asegurarse de que todas las personas tengan acceso equitativo a los servicios y las políticas de salud es una exigencia ética fundamental, como señala el reciente informe de la OMS de 2025[29] y como también ha señalado recientemente el Comité de Bioética de España[30], lo que debe extenderse a la salud pública en las condiciones que defiende el presente texto.

La formación en ética promueve el desarrollo del trabajo desde la honestidad, la integridad y el compromiso con la promoción de los valores y la defensa de los derechos de las personas y las comunidades, tanto en los ámbitos más propios de la salud pública como en las situaciones de emergencia. Además, también es imprescindible para la capacitación de las personas que pudieran, eventualmente, formar parte del CESP. Este comité podría ser, a su vez, motor de formación y de generación de guías o informes que puedan ser útiles para el colectivo de profesionales de la salud pública.

A continuación, se presenta una propuesta que recopila los posibles temas que un programa de formación en ética de la salud pública debería abordar:

---

[29] *World report on social determinants of health equity*, 2025 (https://www.who.int/publications/i/item/9789240107588).

[30] *Informe del Comité de Bioética de España sobre el acceso universal al sistema sanitario*, 2024 (https://comitedebioetica.isciii.es/documentacion-y-publicaciones/).

1) **Conflictos originales de la ética de salud pública.** La epidemia de VIH como ejemplo. Diferencias entre bioética y ética de salud pública. Fundamentación ética de la salud pública. Valores: comunidad, solidaridad, fraternidad. Temas clásicos en ética de salud pública.

2) **Equidad. ¿Cómo repartimos los recursos?** Justicia en ética de salud pública. Equidad y determinantes sociales de la salud. Teorías de la justicia y la equidad. Igualdad de oportunidades. El conflicto entre deontologismo y utilitarismo en equidad y salud pública.

3) **Autonomía. ¿Cómo cohesionar los intereses individuales con los colectivos?** Paternalismo. El concepto de autonomía. Autonomía libertaria y paternalismo de un Estado-niñera. Autonomía y paternalismo relacional. Ejemplos de conceptos de paternalismo. Escalera de intervención en salud pública.

4) **El consentimiento en salud pública.** Justicia procedimental.

5) **Uso de la evidencia en salud pública.** Por ejemplo, análisis de conflictos de interés con la industria farmacéutica.

6) **El estigma en salud pública.** Por ejemplo, las consecuencias del estigma en el VIH o el uso del estigma en las campañas contra el tabaco.

7) **El procedimiento de toma de decisiones en salud pública** (transparencia, razonabilidad, rendición de cuentas). Evaluación de políticas de salud pública. Evaluación de introducción de tecnologías sanitarias.

Además de la formación en ética, toda respuesta que se plantee desde el campo de la salud pública debe contar con un conocimiento científico sólido. Para tomar decisiones y poner en marcha políticas que contribuyan a mejorar la salud colectiva y disminuir las desigualdades en salud, es necesario incorporar la mejor evidencia científica disponible.

No obstante, la mejor evidencia no es suficiente. La pregunta sobre qué políticas sanitarias son mejores inevitablemente produce respuestas que incluyen juicios de valor y no solo apelaciones a hechos científicos, lo que genera desafíos éticos.

La investigación en salud pública, al igual que la investigación clínica o de servicios sanitarios, es aplicada, pero a diferencia de esta última, también tiene implicaciones políticas. Por ejemplo, durante la pandemia de COVID-19, muchas intervenciones de salud pública se presentaron a la opinión pública bajo la pretensión de total objetividad y neutralidad ideológica, y se afirmó que simplemente se estaba «siguiendo la ciencia» (Intemann y De Melo-Martín, 2023). La cuestión clave, sin embargo, es que ninguna política de salud pública puede basarse *solamente* en la ciencia sin correr el riesgo de que derive en «evidencia basada en la política» (Marmot, 2004), es decir, en instrumentalizar las evidencias para legitimar determinadas políticas.

Por ello, los objetivos de la investigación en salud pública deben dirigirse a comprender la influencia de los factores que determinan la salud de la población. La elección de los problemas de salud por investigar, su conceptualización o los marcos teóricos que se asuman determinarán unas soluciones u otras. Por ejemplo, la investigación sobre la obesidad bajo un marco de decisiones personales de alimentación y ejercicio puede concluir en recomendaciones únicamente individuales sobre la libre elección de las personas, en lugar de abordarlo como un problema estructural. Quienes investigan en salud pública tienen una responsabilidad ética tanto en la elección de los temas para investigar como en el análisis de sus causas (Hernández-Aguado y Chilet-Rosell, 2019b). Partiendo del supuesto de que tanto las comunidades como quienes investigan tienen intereses, se deben considerar al menos tres posibles deberes morales hacia las comunidades o colectividades: el deber de respetarlas, el deber de no perjudicarlas y el deber de beneficiarlas (Taylor *et al.*, 2008).

Además de considerar los marcos teóricos subyacentes a cualquier investigación, habría también que revisar los métodos de investigación y dirigirlos hacia lo que se ha denominado «epidemiología mestiza» (Segura del Pozo, 2007), según la cual, para estudiar los principales problemas de salud colectiva se deben utilizar tanto métodos y técnicas del campo de la epidemiología y la estadística como otros más sociales de carácter cualitativo.

La investigación en salud pública tiene la dificultad añadida de la complejidad que supone evaluar resultados en salud, puesto que, en muchas ocasiones, las intervenciones se hacen simultáneamente a la propia investigación. También se debe ser prudente, en el sentido de analizar e incorporar análisis sobre balances riesgo/beneficio, la proporcionalidad de la intromisión en la autonomía de los individuos o la efectividad de las intervenciones cuando se aplican sobre grandes grupos poblacionales. Para valorar las evidencias que proporciona este tipo de análisis es necesario invertir y promover la investigación en salud pública y acceder a investigaciones con fuentes de datos fiables, así como contar con profesionales formados para ello.

En definitiva, las políticas de salud pública deben estar basadas en las mejores evidencias científicas, pero fundamentalmente son políticas basadas en valores de los que hay que dar cuenta, como la equidad, la solidaridad, la libertad, la rendición de cuentas, la explicabilidad, etc. No puede haber buenas políticas sin que la ética esté incorporada en las investigaciones en salud pública, desde su diseño hasta su implementación y evaluación.

Bibliografía

Abimbola, S. y Pai, M. (2020). Will global health survive its decolonisation? *The Lancet, 396*(10263), 1627-1628. https://doi.org/10.1016/S0140-6736-(20)32417-X.

Abiétar, D. G., Beltrán Aguirre J. L., García, A. M., García-Armesto, S., Gutiérrez-Ibarluzea, I., Segura-Benedicto, A., Franco, M., Hernández-Aguado, I. (2022). La Agencia Estatal de Salud Pública: una oportunidad para el sistema de Salud Pública en España. *Gac Sanit.* https://doi.org/10.1016/j.gaceta.2021.12.001.

Ausín, T. y Andreu Martínez, M. B. (2020). Ética y protección de datos de salud en contexto de pandemia: una referencia especial al caso de las aplicaciones de rastreo de contactos. *Enrahonar, 65,* 7-56. https://doi.org/10.5565/rev/enrahonar.1304.

Ausín T. y Triviño, R. (2022). Responsabilidad por los cuidados. *Bajo Palabra, 30,* 155-174. https://doi.org/10.15366/bp2022.30.008.

Bermúdez-Pozuelo, L., Sordo del Castillo, L., Belza Egozcue, M. J. y Triviño Caballero, R. (2024). Healthcare for trans people in primary care. [Asistencia sanitaria a personas trans en Atención Primaria]. *Medicina clínica, 163*(5), 253-259. https://doi.org/10.1016/j.medcli.2024.01.049.

Brody, H. (2009). Pharmaceutical industry financial support for medical education: benefit, or undue influence? *J Law Med Ethics, 37*(3), 451-60, 396.

Brown, R. y de Barra, M. (2023). A taxonomy of non-honesty in public health communication. *Public Health Ethics, 16,* 1, 86-101. https://doi.org/10.1093/phe/phad003.

Butcher, F., Schröder-Bäck, P. y Tahzib, F. (2020). Variability in public health ethics education in EUPHA and ASPHER members. https://www.fph.org.uk/media/3633/fph_ethics_report_08_22-1.pdf.

CAMPS, V., HERNÁNDEZ-AGUADO, I., PUYOL, A. y SEGURA, A. (2015). An ethics training specific for European public health. *Public Health Reviews, 36* (6). https://doi.org/10.1186/s40985-015-0008-x.

CLEMMENSEN, L. H. y KJAERSGAARD, R. D. (2023). Data representativity for machine learning and AI systems. arXiv preprint arXiv:2203.04706 v2.

CONNOR, J., MADHAVAN, S., MOKASHI, M., AMANUEL, H., JOHNSON, N. R., PACE, L. E. y BARTZ, D. (2020). Health risks and outcomes that disproportionately affect women during the COVID-19 pandemic: a review. *Social Science & Medicine (1982), 266,* 113364. https://doi.org/10.1016/j.socscimed.2020.113364.

CRUZ-PIQUERAS M. y HORTAL-CARMONA J. (2022). La historia se repite: una ética para dos pandemias. *Revista Española Salud Pública, 96,* e202210063. https://ojs.sanidad.gob.es/index.php/resp/article/view/254.

CRUZ-PIQUERAS, M., HORTAL-CARMONA, J. y PADILLA-BERNALDEZ, J. (2020). Vísteme despacio que tengo prisa. Un análisis ético de la vacuna del COVID-19: fabricación, distribución y reticencia. *Enrahonar. An Internationa Journal of Theoretical and Practical Reason, 65,* 57-73. https://doi.org/10.5565/rev/enrahonar.1307.

DANIELS, N. y SABIN, J. (2002). *Setting limits fairly: can we learn to share medical resources?* Oxford University Press.

DAWSON, A. y VERWEIJ, M. F. (eds.) (2007). *Ethics, prevention and public health.* Oxford University Press.

DE MANUEL, A., DELGADO, J., PARRA JOUNOU, I., AUSÍN, T., CASACUBERTA, D., CRUZ, M., GUERSENZVAIG, A., MOYANO, C., RODRÍGUEZ-ARIAS, D., RUEDA, J. y PUYOL, A. (2023). Ethical assessments and mitigation strategies for non-racial biases in AI-systems used during the COVID-19 pandemic. *Big Data & Society, 10*(1). https://doi.org/10.1177/20539517231179199.

DELGADO, J., DE MANUEL, A., PARRA, I., MOYANO, C., RUEDA, J., GUERSENZVAIG, A., AUSÍN, T., CRUZ, M., CASACUBERTA, D., PUYOL, A. (2022). Bias in algorithms of AI systems developed for COVID-19: a scoping review. *Journal of bioethical inquiry, 19*(3), 407-419. https://doi.org/10.1007/s11673-022-10200-z.

DRABBLE, L. A. y ELIASON, M. J. (2021). Introduction to special issue: impacts of the COVID-19 pandemic on LGBTQ+ health and well-being. *Journal of homosexuality, 68*(4), 545-559. https://doi.org/10.1080/00918369.2020.1868182.

BIBLIOGRAFÍA

Fisseha, S., Sen, G., Ghebreyesus, T. A., Byanyima, W., Diniz, D., Fore, H. H., Kanem, N., Karlsson, U., Khosla, R., Laski, L., Mired, D., Mlambo-Ngcuka, P., Mofokeng, T., Gupta, G. R., Steiner, A., Remme, M. y Allotey, P. (2021). COVID-19: the turning point for gender equality. *Lancet, 398*(10299), 471-474. https://doi.org/10.1016/S0140-6736(21)01651-2.

Fundació Victor Grifols i Lucas. (2012). Ética y salud pública. *Cuadernos de la Fundació Víctor Grífols i Lucas, 27.*

Garrido-Peña, F., López-Fernández, L. A. y Gil-García, E. (2020). Consecuencias del efecto ingratitud: de la gripe A, a la COVID-19. *Enfermería Clínica, 30*(5), 341-343. https://doi.org/10.1016/j.enfcli.2020.05.019.

Gerke, S., Minssen, T., y Cohen, G. I. (2020). Ethical and legal challenges of artificial intelligence-driven healthcare. En A. Bohr y K. Memarzadeh (eds.), *Artificial Intelligence in Healthcare* (cap. 12, pp. 295–336). Elsevier. https://doi.org/10.1016/B978-0-12-818438-7.00012-5.

Gil-Martín, F. J. (2020). Triaje y ética de desastres. *Telos. Revista iberoamericana de estudios utilitaristas, 24*(1-2), 1-17. http://hdl.handle.net/10651/60545.

González López-Valcárcel, B. y Hernández-Aguado, I. (2024). Evaluación independiente de la crisis de la COVID-19. Lecciones por aprender. *Gac Sanit, 38,* 102375.

Greer, S. L. y Jarman, H. (2021). What is EU public health and why? explaining the scope and organization of public health in the European Union». *J Health Polit Policy Law, 46*(1), 23-47. https://doi.org/10.1215/03616878-8706591.

Gutmann, A. y Wagner, J. W. (2017). Reflections on democratic deliberation in bioethics. *Hastings Center Report, 47*(3), 35-38. https://doi.org/10.1002/hast.718.

Heise, L., Greene, M. E., Opper, N., Stavropoulou, M., Harper, C., Nascimento, M., Zewdie, D. y Gender Equality, Norms, and Health Steering Committee. (2019). Gender inequality and restrictive gender norms: framing the challenges to health. *The Lancet, 393*(10189), 2440-2454.

Hernández-Aguado, I. (dir.). (2016). Definición de las prioridades de la política de salud. *Cuadernos de la Fundación Doctor Antonio Esteve* (número 36). Fundación Dr. Antonio Esteve. https://www.enfermeriacomunitaria.org/web/attachments/article/1441/Definicio%CC%81n%20de%20prioridades%20en%20las%20poli%CC%81ticas%20de%20salud.pdf.

HERNÁNDEZ-AGUADO, I. y CHILET-ROSELL, E. (2018). Pathways of undue influence in health policy-making: a main actor's perspective. *J Epidemiol Community Health, 72*(2), 154-159. https://jech.bmj.com/content/72/2/154.long.

— (2019a). The role of the media in the health policymaking process: perspectives of key actors in Spain. *Critical Public Health, 30*(3), 270-279.

— (2019b). Investigación en salud pública: independencia y libertad académica. *Revista de Bioética y Derecho, (45)*, 59-71. https://doi.org/10.1344/rbd2019.0.27792.

HERNÁNDEZ-AGUADO, I. y LUMBRERAS, B. (2016). Public-private partnerships: role of corporate sponsorship in public health. En H. D. Barrett, L. H. Ortmann, A. Dawson, C. Saenz, A. Reis, G. Bolan (eds.), *Public health ethics: cases spanning the globe* (pp. 80-83). Springer Open.

HERNÁNDEZ-AGUADO, I. y VILLALBÍ, J. R. (2018). Public-private interaction with the alcohol industry and failures in the regulation of alcohol in Spain. En UK Health Forum (ed.), *Public health and the food and drinks industry: the governance and ethics of interaction. Lessons from research, policy and practice.* UKHF.

HORTAL-CARMONA, J., PADILLA-BERNÁLDEZ, J., MELGUIZO-JIMÉNEZ, M., AUSÍN, T., CRUZ, M., LÓPEZ DE LA VIEJA, M. T., PÚYOL, A., RODRÍGUEZ-ARIAS, D., TAMAYO, M. I. y TRIVIÑO, R. (2021). La eficiencia no basta. Análisis ético y recomendaciones para la distribución de recursos escasos en situación de pandemia. *Gaceta Sanitaria, 35*(6), nov.-dic., 525-533. https://doi.org/10.1016/j.gaceta.2020.07.006.

INSTITUT OF MEDICINE (1988). *The future of public health.* Washington, D. C.: The National Academies Press. https://doi.org/10.17226/1091.

INTEMANN, K. y DE MELO-MARTÍN, I. (2023). On masks and masking: epistemic harms and science communication. *Synthese, 202*(3), 93. https://doi.org/10.1007/s11229-023-04322-z.

KLINGLER, C., BARRETT, D. H., ONDRUSEK, N., JOHNSON jr., B. R., SAXENA, A. y REIS, A. A. (2020). Beyond research ethics: novel approaches of 3 major public health institutions to provide ethics input on public health practice activities. *Journal of Public Health Management and Practice, (26)*2, E12-E22. https://doi.org/10.1097/PHH.0000000000000734.

LIEDO, B. (2022). Cuidar en común. *Isegoría, (66),* e15. https://doi.org/10.3989/isegoria.2022.66.15.

MARMOT, M. (2004). Evidence based policy or policy-based evidence? *BMJ*, *328*, 906-907. https://doi.org/10.1136/bmj.328.7445.906.

MARTÍNEZ-SÁNCHEZ, J. A. (2022). Prevención de la difusión de *fake news* y bulos durante la pandemia de COVID-19 en España. De la penalización al impulso de la alfabetización informacional. *Revista de Ciencias de la Comunicación e Información, 27.* https://doi.org/10.35742/rcci.2022.27. e236.

MASSÓ GUIJARRO, E. (2022). Donación lactante y pandemia: la leche humana como bien global. *Revista Española de Salud Pública, 96*, e202210059.

MASSÓ GUIJARRO, E. y TRIVIÑO CABALLERO, R. (2022). So close, so far: vulnerability and sexual and reproductive rights in the COVID-19 era. En G. Schweiger (ed.), *The global and social consequences of the COVID-19 pandemic an ethical and philosophical reflection* (pp. 177-198). Springer Nature.

MASTROIANNI, A., KAHN, J. y KASS, N. (2019). *The Oxford handbook of public health ethics*. Oxford University Press.

NEGREDO, S., AMOEDO, A., VARA-MIGUEL, A., MORENO, E. y KAUFMANN, J. (2020). Digital news report España 2020. Servicio de Publicaciones de la Universidad de Navarra. https://doi.org/10.15581/019.002.

NOVOA-JASO, M. F., SIERRA, A., LABIANO, R. y VARA-MIGUEL, A. (2024). Digital News Report España 2024. Calidad periodística y pluralidad: claves para la confianza informativa en la era de la inteligencia artificial (IA). Servicio de Publicaciones de la Universidad de Navarra. https://doi.org/10.15581/019.2024.

NUFFIELD COUNCIL OF BIOETHICS (2007). *Public health: ethical issues.* Cambridge Publishers.

OXMAN, A. D., FRETHEIM, A., LEWIN, S., FLOTTORP, S., GLENTON, C., HELLEVE, A., FRIMANN VESTRHEIM, D., GUNNAR IVERSEN, B. y ROSENBAUM, S. (2022). Health communication in and out of public health emergencies: to persuade or to inform? *Health research policy and systems*, (20)1, 28. https://doi.org/10.1186/s12961-022-00828-z.

PANTELI, D., ADIB, K., BUTTIGIEG, S., GOIANA-DA-SILVA, F., LADEWIG, K., AZZOPARDI-MUSCAT, N., FIGUERAS, J., NOVILLO-ORTIZ, D. y MCKEE, M. (2025). Artificial intelligence in public health: promises, challenges, and an agenda for policy makers and public health institutions. *The Lancet Public Health* (10), e428-32.

PEIRÓ, S., MENEU, R. y HERNÁNDEZ, I. (2023). Prioridades de políticas de salud. Encuentro SESPAS en la XXXIII Escuela de Salud Pública de Menorca [Health policy priorities. SESPAS meeting at the XXXIII School of Public Health of Menorca]. *Gac Sanit, 37*, e102300. https://scielo.isciii.es/scielo.php?script=sci_arttext&pid=S0213-91112023000100218.

PÉREZ ALONSO, E., COFIÑO, R., GARCÍA BLANCO, D. y HERNÁN GARCÍA, M. (2023). *Orientaciones didácticas para la acción comunitaria*. Ministerio de Sanidad.

PUBLIC HEALTH AGENCY OF CANADA (2017). Framework for ethical deliberation and decision-making in public health: a tool for public health practitioners, policy makers and decision-makers. http://publications.gc.ca/pub?id=9.818019&sl=0.

PUNGARTNIK, P. C., ABREU, A., BRITO DOS SANTOS, C. V., CAVALCANTE, J. R., FAERSTEIN, E. y WERNECK, G. L. (2023). The interfaces between One Health and Global Health: a scoping review. *One Health, 16*, 100573. https://doi.org/10.1016/j.onehlt.2023.100573.

PUYOL, À. (2014). Ética y salud pública. *Dilemata, 15*, 15-22. https://www.dilemata.net/revista/index.php/dilemata/article/view/286/307.

— (2017). La idea de solidaridad en la ética de la salud pública. *Revista de Bioética y Derecho, 40*, 33-47. https://doi.org/10.1344/rbd2017.40.19161.

RICE, Z. S. y LIAMPUTTONG, P. (2023). Cultural determinants of health, cross--cultural research and global public health. En P. Liamputtong (ed.), *Handbook of social sciences and global public health*. Springer. https://doi.org/10.1007/978-3-031-25110-8_44.

ROLDÁN GÓMEZ, I. (2017). Entre la ley y la praxis: el aborto en Israel. *Dilemata, 24*, 267-279. https://www.dilemata.net/revista/index.php/dilemata/article/view/412000111.

ROSSI, C. y YUDELL, M. (2012). The use of persuasion in public health communication: an ethical critique. *Public Health Ethics, 5*(2), 192-205. https://www.jstor.org/stable/26645049.

RUEDA, J. (2020). ¿No es país para viejos? La edad como criterio de triaje durante la pandemia de la COVID-19. *Enrahonar. An International Journal of Theoretical and Practical Reason, 65*, 85-98. https://doi.org/10.5565/rev/enrahonar.1306.

— (2021). Ageism in the COVID-19 pandemic: age-based discrimination in triage decisions and beyond. *History and Philosophy of the Life Sciences, 43*(91). https://doi.org/10.1007/s40656-021-00441-3.

— (2022). COVID-19, cisnes negros y anticipación de desastres sanitarios: problemas futuros y el futuro como problema en la ética de la salud pública. *Revista Española de Salud Pública, 96*. https://ojs.sanidad.gob.es/index.php/resp/article/view/256.

SAVULESCU, J., GYNGELL, C., KAHANE, G. (2021). Collective reflective equilibrium in practice (CREP) and controversial novel technologies. *Bioethics, 35*, 652-663. https://doi.org/10.1111/bioe.12869.

SECRETARÍA GENERAL DE SALUD DIGITAL DEL MINISTERIO DE SANIDAD, GOBIERNO DE ESPAÑA (2021). Estrategia de Salud Digital del Sistema Nacional de Salud. https://www.sanidad.gob.es/areas/saludDigital/doc/Estrategia_de_Salud_Digital_del_SNS.pdf.

SEGURA BENEDICTO, A. (2018). Establecimiento de prioridades en las políticas sanitarias y de salud: una responsabilidad ética. *Derecho y salud, 28*(extra 1), 68-73. https://dialnet.unirioja.es/servlet/articulo?codigo=6938144 [ISSN 1133-7400. Ejemplar dedicado al XXVII Congreso: Constitución y Convenio de Oviedo: aniversario de derechos].

SEGURA DEL POZO, J. (2007). Epidemiología mestiza. *Gaceta Sanitaria, 21*(1). https://doi.org/10.1016/S0213-9111(07)71977-5.

SHKLAR, J. (1990). *The faces of injustice*. Yale University Press.

SLOMKA, J., QUILL, B., DES VIGNES-KENDRICK, M. y LLOYD, L. E. (2008). Professionalism and ethics in the public health curriculum. *Public Health Rep, 123*(suppl 2), 27-35. https://doi.org/10.1177/00333549081230S205.

SPARROW, R. y HATHERLEY, J. J. (2019). The promise and perils of AI in medicine. *International Journal of Chinese and Comparative Philosophy of Medicine, 17*(2), 79-109.

TAYLOR, H. A., FADEN, R. R., KASS, N. E. y JOHNSON, S. (2008). The ethics of public health research: moral obligations to communities. En H. Kris (ed.), *International Encyclopedia of Public Health* (pp. 498-503). Academic Press. https://doi.org/10.1016/B978-012373960-5.00114-3.

THE LANCET (2023). Commercial determinants of Health. https://www.thelancet.com/series-do/commercial-determinants-health.

THOMAS, J. C., SCHRÖDER-BÄCK, P., CZABANOWSKA, K., ATHANASOPOULOS, P., MFUTSO-BENGO, J., BALDWIN-SORELLE, C., STROHMEIER, L. y TAHZIB, F. (2025). Creating codes of ethics for public health professionals and institutions. *Journal of Public Health*, fdae308. https://doi.org/10.1093/pubmed/fdae308.

TULCHINSKY, T., JENNINGS, B. y VIEHBECK, S. (2015). Integrating ethics in public health education: the process of developing case studies. *Public Health Rev, 36,* 1-10. https://doi.org/10.1186/s40985-015-0002-3.

WALKER, J. K. y KLEIN, E. P. (eds). (2003). *The story of bioethics. From seminal works to contemporary explorations.* Georgetown University Press.

WENHAM, C. y DAVIES, S. E. (2022). WHO runs the world - (not) girls: gender neglect during global health emergencies. *International Feminist Journal of Politics, 24*(3), 415-438. https://doi.org/10.1080/14616742.2021.1921601.

WHITEHEAD, M. (1992). The concepts and principles of equity and health. *International Journal of Health Services, 22,* 429-45. https://doi.org/10.2190/986L-LHQ6-2VTE-YRRN.

ZHANG, Y., LIU, S. y JUN, J. (2022). A comparative study on the cultural dimensions and health perception of the COVID-19 pandemic between China and the United States. *Healthcare (Basel, Switzerland), 10*(6), 1081. https://doi.org/10.3390/healthcare10061081.

Anexo I: Biografías de las autoras y los autores del texto (por orden alfabético)

Aníbal Astobiza. Investigador y profesor del Departamento de Filosofía I (Programa Emergia) de la Universidad de Granada.

Txetxu Ausín. Investigador científico y director del Instituto de Filosofía del CSIC.

Maite Cruz Piqueras. Profesora e investigadora de la Escuela Andaluza de Salud Pública en Granada.

Janet Delgado Rodríguez. Profesora de Enfermería en la Universidad Yamaguchi en Japón.

Luis Espericueta. Investigador predoctoral en el Departamento de Filosofía I de la Universidad de Granada.

Luciano Espinosa. Profesor titular de Filosofía en la Universidad de Salamanca.

Oriol Farrés Juste. Profesor agregado en el Departamento de Filosofía de la Universitat Autònoma de Barcelona.

Lydia Feito Grande. Profesora titular de Bioética en la Facultad de Medicina de la Universidad Complutense de Madrid.

Javier Gil Martín. Profesor titular del Departamento de Filosofía de la Universidad de Oviedo.

María José Guerra Palmero. Catedrática de Ética en la Universidad de La Laguna.

Ildefonso Hernández. Catedrático de Medicina Preventiva y Salud Pública de la Universidad Miguel Hernández.

Joaquín Hortal Carmona. Médico de familia en el Centro de Salud Albayzín-Haza Grande-Sacromonte en Granada. Profesor asociado en Ciencias de la Salud en la Universidad de Granada.

Belén Liedo Fernández. Investigadora predoctoral en el Instituto de Filosofía del CSIC.

María Teresa López de la Vieja. Catedrática emérita de Ética en la Universidad de Salamanca.

María Victoria Martínez López. Profesora del Departamento de Enfermería de la Facultad de Ciencias de la Salud de la Universidad de Granada.

Cristian Moyano Fernández. Investigador posdoctoral en el Instituto de Filosofía del CSIC.

Ramón Ortega Lozano. Profesor de Bioética y de Psicología de la Salud en la Escuela de Enfermería y Fisioterapia San Juan de Dios, Universidad Pontificia Comillas.

Àngel Puyol. Catedrático de Ética en la Universitat Autònoma de Barcelona.

Ivar Rodríguez Hannikainen. Investigador Ramón y Cajal del Departamento de Filosofía Moral de la Universidad de Granada.

David Rodríguez-Arias Vailhen. Catedrático de Ética en la Universidad de Granada.

Isabel Roldán Gómez. Profesora ayudante doctora de Bioética en la Facultad de Medicina de la Universidad Complutense de Madrid.

Jon Rueda Etxebarria. Investigador posdoctoral en el Instituto de Filosofía del CSIC.

María Isabel Tamayo Velázquez. Profesora de la Escuela Andaluza de Salud Pública en Granada.

Rosana Triviño Caballero. Profesora de Humanidades Médicas y Bioética de la Facultad de Medicina de la Universidad Complutense de Madrid.

Mar Vallès Poch. Investigadora predoctoral de la Universidad de París Cité y la Universidad de Granada.

ANEXO II: COMITÉS DE ÉTICA DE SALUD PÚBLICA A NIVEL INTERNACIONAL

País/ institución	Función de asesoría	N.º de miembros	Perfiles de los miembros
Canadá federal[1]	Agencia de Salud Pública	7	- Bioética (investigación y docencia) - Ética de salud pública (investigación y docencia) - Medicina - Salud pública - Equidad en salud - Salud indígena - Salud global - Participación comunitaria - Periodismo - Políticas de salud - Filosofía - Derecho
Quebec (Canadá)[2]	Ministerio de Salud	NS	(Perfiles recomendados) - Un experto/a en ética - Tres representantes de la población sin vínculo profesional con la red de salud y servicios sociales - Un director/a de salud pública - Dos profesionales de salud pública, una de estas personas ubicada en un establecimiento de la red de salud y servicios sociales - Un abogado/a

País/ institución	Función de asesoría	N.º de miembros	Perfiles de los miembros
Ontario (Canadá)[3]	Public Health Ontario	16	- Enfermería - Filosofía - Bioética - Equidad y determinantes sociales de la salud - Promoción y evaluación de la salud. Compromiso comunitario - Salud pública. Epidemiología - Ética de la salud pública - Ética de la salud global - Derecho - Medicina. Gerontología. Microbiología - Políticas de Salud - Salud indígena
CDC (EE. UU.)[4]	CDC	NS	No hay constancia actual de actividad
Pima County (EE. UU.)[5]	Pandemia	22	- Departamento de Salud - Consejo de Edad - Representantes de las naciones americanas - Fundación del SIDA - Farmacéutico - Salud pública - Departamento de Sheriff - Director de Bomberos - Superintendente del distrito escolar - Pastor de la Iglesia baptista - Hostelero local - Salud rural - Equidad en salud - Derecho - Discapacidad - Departamento de Vivienda y Desarrollo Comunitario

País/institución	Función de asesoría	N.º de miembros	Perfiles de los miembros
Nebraska (EE. UU.)[6]	Pandemia	12	- Salud pública. Epidemiología. Vigilancia - Medicina. Enfermedades infecciosas - Ética y derecho en salud - Equidad. Desigualdades en salud - Bioética
Mahoning County (EE. UU.)[7]	Pandemia	10-12	- (Perfiles recomendados) - Miembros del Consejo de Salud - Otros profesionales de salud pública - Miembros de la comunidad y representantes de las profesiones implicadas
Filipinas[8]	Pandemia	5	(Perfiles recomendados) - Un experto en salud pública que actuará como presidente - Un asesor de ética - Un abogado ajeno al Departamento de Salud - Un representante de una asociación no gubernamental (ONG) o grupos de pacientes - Un lego
OMS[9]	OMS	NS	No disponible su composición
ACT-OMS[10]	Pandemia	17	- Salud pública (académico) - Salud global, preparación para pandemias - Filosofía - Bioética - Medicina. VIH. Microbiología - Filosofía - Políticas públicas
FPH-Reino Unido[11]	Facultad de Salud Pública	NS	Solo disponibles dos perfiles: - Presidente: salud pública, ética, filosofía política y social - Vicepresidente: salud global y filosofía

País/ institución	Función de asesoría	N.º de miembros	Perfiles de los miembros
The Union[12]	Institución internac. tuberculosis	9	- Medicina. Infecciosos - Salud pública. Vigilancia - Ética de la investigación - Derecho - Derechos humanos y género aplicado a la salud - Bioética - Ecología - Comunitaria - Ética y salud pública
Alemania[13]	Pandemia	7	- Bioética - Ética de salud pública - Tecnologías de la salud - Filosofía - Sociología - Políticas sanitarias - Ética de la investigación - Ética de salud global - Medicina - Farmacia - Salud pública
Nueva Gales del Sur[14]	Ministerio de Salud	20	- Bioética - Discapacidad - Feminismo - Medicina. Cuidados paliativos, salud mental - Salud del consumidor - Derecho - Enfermería - Cuidado pastoral - Filosofía - Ética de salud pública - Gerencia de servicios de salud

País/ institución	Función de asesoría	N.º de miembros	Perfiles de los miembros
Austria[15]	Transformación digital	7	- Ética de la digitalización en medicina - Salud mental - Ética de la enfermería - Sociología - Medicina - Salud pública - Inequidades - Bioética
Irlanda[16]	Pandemia	9	- Bioética - Derecho médico - Medicina - Seguridad del paciente - Asociación Irlandesa de Pacientes - Enfermería - Ética del cuidado

Notas al anexo II

[1] Public Health Agency of Canada. Public Health Ethics Consultative Group (PHECG). Canada.Ca; 2012 [citado el 5 de diciembre de 2024]. Disponible en: https://www.canada.ca/en/public-health/corporate/mandate/about-agency/external-advisory-bodies/list/public-health-ethics-consultative-group.html.

[2] Composition du Comité d'éthique de santé publique. Institut national de santé publique du Québec; [citado el 5 de diciembre de 2024]. Disponible en: https://www.inspq.qc.ca/cesp/composition.

[3] Ethics review board. Public Health Ontario; [citado el 5 de diciembre de 2024]. Disponible en: https://www.publichealthontario.ca/en/About/Research/Ethics/Ethics-Review-Board.

[4] CDC. Public Health Ethics. Scientific Integrity at CDC; 2024 [citado el 5 de diciembre de 2024]. Disponible en: https://www.cdc.gov/scientific-integrity/php/public-health-ethics/index.html.

[5] Public Health Ethics Committee. Pima.gov; [citado el 5 de diciembre de 2024]. Disponible en: https://www.pima.gov/2387/Public-Health-Ethics-Committee.

[6]   Ethics Advisory Committee. Unmc.edu; [citado el 5 de diciembre de 2024]. Disponible en: https://www.unmc.edu/healthsecurity/programs/ethics/index.html.

[7]   Code of public health ethics. Mahoninghealth.org; [citado el 5 de diciembre de 2024]. Disponible en: http://www.mahoninghealth.org/about-us/code-of-public-health-ethics/.

[8]   Edu.ph; [citado el 5 de diciembre de 2024]. Disponible en: https://law.upd.edu.ph/wp-content/uploads/2021/04/DOH-Administrative-Order-No-2020-0061.pdf.

[9]   Public Health Ethics Consultative Group. Who.int; [citado el 5 de diciembre de 2024]. Disponible en: https://www.who.int/groups/public-health-ethics-consultative-group.

[10]   Accelerator Ethics & Governance Working Group. Who.int; [citado el 5 de diciembre de 2024]. Disponible en: https://www.who.int/groups/accelerator-ethics-governance-working-group.

[11]   Org.uk; [citado el 5 de diciembre de 2024]. Disponible en: https://www.fph.org.uk/media/xbthtyt0/ethics-committee-terms-of-reference.pdf.

[12]   Ethics Advisory Group. Theunion.org; [citado el 5 de diciembre de 2024]. Disponible en: https://theunion.org/our-work/research/ethics-advisory-group.

[13]   Uni-muenchen.de; [citado el 5 de diciembre de 2024]. Disponible en: https://www.en.meta.med.uni-muenchen.de/staff/team_members/verina_wild/ethics_covid.pdf.

[14]   Health Ethics Advisory Panel (HEAP). Gov.au; [citado el 5 de diciembre de 2024]. Disponible en: https://www.health.nsw.gov.au/clinicalethics/Pages/clinical-ethics-advisory-panel.aspx.

[15]   Division of Biomedical and Public Health Ethics. Kl.ac.at; [citado el 5 de diciembre de 2024]. Disponible en: https://www.kl.ac.at/en/university/scientific-organisational-units/division-biomedical-and-public-health-ethics.

[16]   A subgroup of NPHET. Pandemic Ethics Advisory Group. Google.com; [citado el 5 de diciembre de 2024]. Disponible en: https://www.gov.ie/en/department-of-health/collections/national-public-health-emergency-team-nphet-covid-19-subgroup-pandemic-ethics-advisory-group/.